OHSAMA BUNKO

「もう、いやだ！」と思った時のこころの立て直し方

本橋京子

JN080450

三笠書房

はじめに

「心の奥底の思い」を聞いてみる本

はじめまして、精神科医の本橋京子です。

宮城県内の精神科病院で心のケアにたずさわっています。

そんな私が日々、診察を通して出会う方々に対して感じていることがあります。

この方々に対して私はよく、「ウルトラスーパーメガ級」という言い方をしています。というのは、みなさんかつてとは比べものにならない世の中の多様性とスピードに立ち向かっている勇敢な方ばかりだ、ということです。

「ぜんぜんそんなことないです。私、メンタル弱いし、みんなみたいに頑張れない」

などという方ほど、健気《けなげ》にも懸命に毎日を生きぬいていらっしゃるのです。

あなたも、こんなふうに感じたことがありませんか？


「人一倍頑張らないと世間並みにはなれない」

「普通になりたい」

という思いや、

「どんなに努力しても報われない」

「自分なんかは世の中から必要とされていないんじゃないか」

などと絶望的な気持ちになったり、

「何をやっても長つづきしない」

「みんなのようにちゃんとできない自分は情けない」

と、自分を責めてしまったり。

真面目《まじめ》な人ほど、「なんとかしなければ」と肩に力が入ってしまいがちです。

そういう方のお話をよく聞いていくと、実は心の奥底では「もうつづけなくてもいいよ」とか、「なんのためにそんなに頑張っているの？　もう、十分やったじゃないの？」という思いが隠れているように見てとれるのです。

そんな「心の叫び」に素直に従えたらいいのですが、あせりや不安の大きさに、かき消されてしまいます。

それればかりか、「そんなふうに甘えたり、なまけていてはいけない」などといって、さらに自分にムチを打って頑張り、最後には精も根も尽き果てる……なんてことになってはいないでしょうか。

私自身もかつては、親や学校や世間の期待や要求には「きっちり」「完璧に」応えるのが当たり前だと思っていました。けれども、そういう考えがすべてではないということを強烈に思い知らされる体験をしました。

それは医学部を卒業して精神科医になったのち、以前から興味があった中国医学を学ぶため、北京に留学していた時のことです。一番驚いたのは、中国医学の理論以前に、中国の人々の考え方や生き方が私たち日本人とは違うということでした。

ひと言で言うと、自分という存在を「無条件・全肯定」すること。「生まれてきて、生きているだけで果報者《かほうもの》」とでもいわんばかりに、自分が自分に与える価値が高いのです。

つまり、ちょっと自分勝手すぎるくらいに自尊心が高く、「自分かわいい度」なんかを全国民で調査しようものなら、世界ランキング1位になるくらいの勢いなのです。

とにかく何もかもが、当時の私から見たら「ゆるい」！

一度でもミスしたらこの世の終わり、くらいに薄氷を踏むような慎重さと緊張感で日々を過ごしていた私と比べたら、彼ら彼女らは、ちょっとしたミスなんてぜんぜん平気。

問題視するどころか「人生いつでも挽回《ばんかい》できる」みたいな余裕の姿勢が腹立た

しいくらいでした。

この「なんだか別の宇宙に来たんじゃないか」くらいの違いはどこからくるのだろう？　を解明するのが、中国医学に続く私の第二の研究目的になりました。

「強い心」より「柔軟な心」

そうして、足かけ8年半の北京での留学生活を通じて、はっきりわかったことがあります。

それは、中国では幼い子どもからお年寄りまで、「中国哲学」や「兵法《へいほう》」の考え方が中国数千年の歴史を通して、すでに遺伝子レベルまで浸透している、ということです。だから判断基準や物事への取り組み方自体が、日本人の私の感覚と大いに異なっているのだ、とわかったのです。

「どんなにカッコ悪くても、生き延びるほうが大事」

「勝てない戦いはしない」

「勝ち目がなければ逃げればいい」

という、笑っちゃうくらいシンプルで潔《いさぎよ》い、この価値観です。

そして、私は思いました。いまいち元気がなく息苦しそうで、先行きに希望が持てないいまの日本の人々が求めているのは、まさにこれだ！　と。

ほかでもない、この私が、この考え方を日本に持ち帰って皆さまにお伝えするお役目を任されているのだとも思いました。

何事にも正直に真面目に取り組むのは日本人の美徳の一つです。

けれども、一から十まですべての物事に全力で体当たりするだけではうまくいかないことを、私たちはすでに歴史から学んできたのではなかったのでしょうか。

「へこたれない」というと、心を鍛え上げて「少々のことではへこたれない、強くて折れない心を作ろう」と考えがちです。

でも、**本当の「へこたれない」というのは、日々遭遇するさまざまな出来事に**

いちいち左右されない柔軟な心なのではないでしょうか。

ちょっとくらい痛い目にあったとしても、あるいははじめての経験で足がガクガク震《ふる》えてしまうくらい怖くても、真正面から体当たりするだけでなく、うまくあしらって、時にはやり過ごすことがあってもいい。

そのために、「心の立て直し方」のコツを知っておけば、「へこたれない」マインドを手に入れることだって難しくないと思うのです。

本書をお読みいただいて、もしも今日の自分にほんのちょっとの勇気と希望を感じていただけたら、著者としてこんなにうれしいことはありません。

さあ、それではご一緒に、「へこたれない」自分に出会う旅に出かけましょう。

本橋　京子

もくじ

2章 「いちいち折れない心」になればいい

3章 この「ポーズ」と「しぐさ」で不安が消えていく

4章

知らず知らずに自分をいじめていませんか

5章

8つの「しばり」から解き放たれてみると

6章

立ち止まると「なんだ、そうだったのか」と思えた

〈実例紹介〉

7章

開き直っているんじゃなくて、立ち直っているのです

本文イラストレーション　イケマリコ
編集協力　潮凪洋介

1章

〝弱いまま〟の心にも、いいところがある

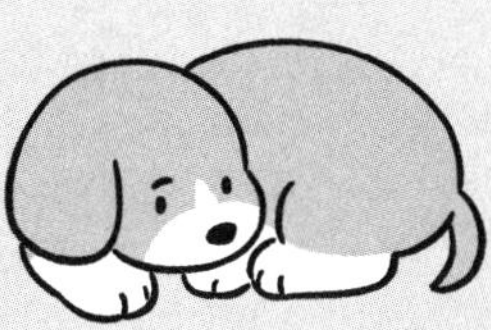

1 「傷つきやすい」から得られること

「自分は敏感すぎる」

「引っ込み思案だといわれる」

「まわりからどう見られているか、ばかり気になる」

「ちょっとしたひと言で傷ついてしまう」

そんな悩みを持つ人も少なくありません。


最近では、「繊細さん＝ＨＳＰ」などという言葉もよく聞かれるようになりました。

ＨＳＰとは、生まれつき「非常に感受性が強く、敏感な気質を持った人」のこと。

「Highly Sensitive Person（ハイリー・センシティブ・パーソン）」の頭文字をとって「ＨＳＰ（エイチ・エス・ピー）」です。

わかりやすくいうと、「感度の高いアンテナが常に働いている人」といったところでしょうか。

そのデリケートさゆえに、現代の競争社会では、つらさや困難さを抱えてしまうこともあるでしょう。

そして、「こんなにつらいのなら、『繊細さ』なんていらない」なんて、ジャマもの扱いしたくなる気持ちも理解できます。

でも、ちょっと待ってください。

ほんの少しだけ言葉の使い方を変えてみたらどうでしょうか。それだけで心がスッと軽くなるとしたら、試してみたくありませんか？

日本には言霊《ことだま》という考え方がありますね。

言葉にもエネルギーがあり、使い方しだいで気持ちが明るくなったり、運が向いてきたりするというものです。

たとえば、「みやげ話」をするために旅をしていませんか？

ここに面白い例があります。

私の出身地である茨城県は、長い間「都道府県魅力度ランキングワースト1位」でした。どうやら、ブランド力の高い景勝地がないというのが理由らしいのです。

そんなふうに言われつづけると、なんだか「本当に魅力がないのかもしれない」と思い始める人も出てきました。

ある時、新聞に、

「魅力度が47位の茨城でさえこんなにいいところなのだから、やっぱり日本って素晴らしい国です」

と投書がありました。

これがきっかけで、ワースト1位で47都道府県中47位だけど、茨城県にも素敵な場所や誇れるところがたくさんあるのだ、ということを私たちは思い出したのです。

そして最近では、「体験王国いばらき」というキャッチフレーズも登場しました。

「誰もが知っている有名な観光地に行ってきた」

というみやげ話をすることよりも、行ったその人がその場所でどんなことを感じ、どんな感情が動いたかのほうがもっと大切だ、ということをあらためて教えてくれているわけです。

ちょっと難しく分析してみると、このことってこれまでの「外見物質主義」——目に見えるものや形にして示すこと、成果を強くアピールして認めてもらうことから、「内面体験主義」へと時代が大きく移行している現われかもしれません。

つまり、**これまでのように自分以外の誰かが決めた基準に合わせて自分のあり**

方や行動を決めるのではなく、私たち自身の内面の感覚や感情のゆらぎも含め、自分自身が体験したもの自体が尊いという新しいあり方へとシフトしているのです。

このような新しい価値観でみてみると、繊細さんの持つ「繊細さ」が織りなす、心もとなく、はかない旋律《せんりつ》は長所にだってなります。

これまでの感性では「価値のないもの」としてスルーしてしまうことも、繊細さんなら見過ごしませんし、かすかな音や湿度、明るさ暗さの変化も感じ取り、大事にすることができるのが繊細さんの特技だからです。

そう、ですから、せっかくなので「繊細さん」という名前も、新しい流れにふさわしい、もっとダイナミックなものに変えるほうがいいと思いませんか？

たとえば、**「繊細さん」ではなく、「微細《びさい》さん」というのはどうでしょうか？**

「微細さん」とは、

・何事も見過ごさず、内なる目で見る心
・いままで届かなかった小さな音も感じ取る優しさ
・きめ細かく注意深い視点
・荒削りではない、ていねいさ

そんな魅力ある特徴を持った人物のこと。
さあ、次の時代がそんな「微細さん」を静かに待っています。

2 ガラスは「美しいもの」？「こわれやすいもの」？

大学病院で研修医をしていた頃のことです。

週に一度の教授回診は、さながら白衣を着た医者の大名行列。ゾロゾロとベッドサイドを練り歩く姿は、まるでテレビドラマの『白い巨塔』そのものでした。

担当医は自分の受け持ちの患者さんのところへ来ると、「温度板」という体温や血圧、脈拍数などの患者さんの状態が表やグラフで表わされた経過記録を見ながら、教授に病状の説明をします。

大部屋のど真ん中には、慣れた様子でベッド上にあぐらをかいている男性がいました。「強いストレスによるうつ状態」で入退院を繰り返している患者さんです。

担当医師からの報告を聞き終わると、教授はこの患者さんにこう尋ねました。

「一番のストレスは何ですか」

すると、その患者さんはおもむろに、

「この教授回診ってやつだね」

と答えました。

一同が顔を見合わせていると、患者さんはさらに、

「ぼくたち患者っていうのはね、〝フラジャイル〟ってことさ」

とつけ加えたのです。

この光景を教授回診について歩いて見ていた私は思いました。

何がストレスなのか原因を突き止めて排除する、ストレスを感じてもへこまないようにする、たとえ心が折れてもスムーズに修復するという考え方は、治す側の一方的な都合なのではないか、と。

そして、医者が「フラジャイル」をそのまま尊重することこそ、患者さんが望んでいることなのではないか、と思い当たったのです。

「起き上がりこぼし」にならなくていい

フラジャイル、というのは英語で「こわれやすい」という意味。たとえるなら、ガラスがわかりやすいでしょう。ガラスの美しさは、なんといってもその透明さ。そして、硬質な清涼感が癒《いや》しになるのです。

食器だったり、花瓶だったり、置物だったり、その用途に合わせて、空間に「透き通る」彩りを放っているわけです。

その美しさの反面、扱いが雑だったり、不注意のために落としたりぶつけたりすると割れてしまいます。こわれやすいからこそ、使う側は大切に扱おうとします。**ガラスたちは人間から、「ガラスよ、もっと頑丈になれ」とか「こわれないように自助努力しろ」とか言われない**わけです。

ガラスにはガラスのよさがあり、ガラスにしかない価値があるのです。そして、ガラスならではの強さもあります。

それは、割れたらおしまい、と思われているガラスもリサイクルが可能であるということ。つまり、「たとえ割れても復元して戻って来られる」ということです。しかも、いままでとはまったく違う形や用途に生まれ変わり、新しい場所で未知の人と出会うチャンスがあるのです。

「心の強さ」というと、最近では、回復力や復元力を意味する「レジリエンス」という言葉もよく聞かれるようになりました。

たたかれる、落とされるなどのストレスがかかって、つまずいたり転んだりしても、起き上がりこぼしみたいに、何度でも立ち上がるイメージです。

忍耐力や打たれ強さ、折れた心の修復の早さは、レジリエンスが高い証拠です。それ自体が美しく、また人間の持つ素晴らしい能力のひとつといえるでしょう。

でも私たちが本当に大切にしたいものは、それだけなのでしょうか?

たとえ心がガラスであっても、お互いが尊重し合い、いたわり合っている。

ささやかであっても、おもいおもいの幸せをそれぞれが抱きしめていく。

そんなふうに生きていけばいいと考えてみませんか。

3 「オールインクルーシブ」だと思ってみる

人は、気分や体調のゆらぎとともに生きる存在です。そして、社会とつながりながら、自分の役割や価値を確かめる生き物でもあります。

社会――つまり家族や会社、サークルなどのグループも同じです。外側からはそう見えなくても、その組織を動かすエネルギーは刻一刻と変化していきます。

そのような中、**誰もが時には自分の立ち位置を見失い、**

「自分は必要とされていないのかも」

「自分はジャマものなんじゃないか」

などと疑心暗鬼になることもあるでしょう。

精神科の外来でも、このような悩みを打ち明けられることが少なくありません。そんな時は、私の体験談をお話しするようにしています。

ある夏休みのこと。知人が主催する心と体をリラックスさせることを目的としたリトリート合宿に参加しようと、千葉に出かけることになりました。

やってきたのは南房総の山の中にある一軒の古民家。

メインイベントは昔ながらの囲炉裏《いろり》を囲んでのブイヤベース鍋でした。

参加者全員で地元のオール千葉県産の食材を洗ったり切ったりと下準備をしたのですが、一番手を焼いたのが、ブイヤベースの主人公となる大柄なムール貝。いかつい体には、フジツボのような付着物がついており、硬く閉じた殻の間からは飛び出した藁《わら》のようなひも状の謎の物体がからみつき、まるで「食べんなよ！」オーラ全開（笑）。これが文字通り、煮ても焼いても開かないのです。

あとから調理した焼きホタテ貝からは、すでにバター醤油のよき匂いが漂ってきているというのに……。

それでも辛抱強く、私たちは何十分も「ご開帳」の時を待ちました。そして頑固な殻がやっとゆるんでくれたところを、リーダーが間髪入れずにこじ開けました。しかし、中から現われたのは、10㎝以上はある大きなカラダからは想像すらできない、1㎝ほどのこぢんまりした「ご本尊」でした。

「見かけ倒しで中身はしょぼい」と、ムール貝はダメ出しされましたが、ブイヤベース鍋は絶品でした。

いろいろ煮込むほど、お鍋はおいしくなる

「このおいしさは、いろいろな野菜や魚、伊勢海老を一緒に煮込んだというのもあるけど、えもいわれぬ奥行き感は、ムール貝の出し汁があってこそのハーモニーじゃないか?」

などと同じ鍋をつつきながら、わいのわいのと話が盛り上がっていたちょうどその時です。突然、メンバーの一人が悲鳴を上げました。

「ムカデが入っている!」

箸《はし》につままれて、高々と持ち上げられた黒々とした物体は一見、魚の骨のように見えました。でも、よく見るとまるまる太ったムカデでした。おそらくパプリカの中ででも昼寝をしていたのでしょう。ムカデにとっては、とんだ災難でした。

大騒ぎになっている参加者たちに、私は、

「ムカデって立派な漢方薬なんですよ。悪い血を出して血流をよくするんです。これで『ブイヤベース薬膳鍋』ですね！」

とフォローを入れ、ことなきを得たのです。

長い人生、時にはいらない、役に立たないと排除したくなるものもある。

時にはトラブルもあるけど、トラブルに遭遇した分だけ楽しさもある。

幸福であるとは、不幸、不運、不調と決めつけ、「いらない」と排除していたものと和解すること。

人生ってある意味、このブイヤベースみたいな「オールインクルーシブ、つまり、すべてが含まれている旅」なのかもしれませんね。

4 「時間とお金の流れ」がいつもと違うところへ

時間とお金は、「あったとしても少ない」と感じてしまうものの代表です。

「どうしていつも時間に追われているんだろう」

「ああ、またお金が消えていく」

なんて、ため息をついたり、人生に疲れてしまっていませんか？

そんな時は、一度目を閉じて深呼吸し、「足りている側面」に目を向けてみましょう。誰にでも1日24時間は与えられていますし、お金を1円も持っていない人はいないからです。

ない、ないと思っていたとしても、時間もお金も本来「ある」ものです。ただ、「ない」側面に自分がスポットライトを当てつづけているということなのです。

「ある」というのは、「無限」の中に生まれる豊かさの感覚です。

「ない」とは、「有限」が強調された時に感じる不足の感覚です。

これは自然物と人工物の違いともいえます。

自然物は無限の中に「ただある」ものです。私は流れ星を見るのが好きなのですが、宇宙の壮大さの中にたたずむのは「タダ」ですし、一晩中好きなだけ星を見たとしても、夜空に星がなくなることはありません。

一方、人工物は切り取ったり、刻んだり、加工したり、値段をつけることで価値を生み出します。これが「有限」の起源です。

そして、時間をやりくりして効率的に生き、お金をたくさん稼ぐことが豊かさであると錯覚させる原因でもあります。

けれどもちょっと立ち止まって考えてみましょう。その「豊かさ」を求めて行き着く先は、いったいどこなのでしょうか。

お金がたくさんあっても、どんなにタイムマネジメントをして時間をしぼり出しても、「豊かさ」を実感するゆとりがなければ、それは本当の意味で「豊か」

ではありませんよね。

あなたにとっての「プライスレス」を探す

好むと好まざるとにかかわらず、「経済ゲーム」を中心とした都市型の生活に私たちは生きています。そして誰かが決めたルールの中、お金と時間にふり回されつづけています。それでは疲れはどんどん蓄積していくばかりです。

もしも、溜め込んでしまったそんな「どんより」や「モヤモヤ」をリセットしたいのなら、1日だけでもいいので、時間とお金の流れがふだんと違うところで過ごしてみるのもいいかもしれません。

私はそんな時、前項でお話しした南房総の例のように里山などの自然の中で過ごすようにしています。そこでは時間が止まっているような感覚になります。少なくとも、いつもとは時間の流れが違うのです。

また、**里山で一人静かに過ごすのにお金はかからないし、そこで体験できる内側の豊かさはプライスレスです。**

話は再び南房総の奥地へと出かけたときのこと。

生命力旺盛な森の中、少し足早に散策して疲れた私。丸太がイスがわりに置いてある広場のようなところに腰を下ろしました。

ちょうど季節は秋のお彼岸の頃。あたり一面、ところ狭しと紅《あか》い花が火の鳥のように花弁を広げていました。

そこは時計が時間を刻むのではなく、曼珠沙華《まんじゅしゃげ》が季節を告げる空間。

「本当の豊かさってね、お金と時間の流れが自分に合っていることだよ。そのことを心ゆくまで味わって」と森から吹く風が耳元でささやきました。

そして目を閉じて、自分を包む山の香りを感じていると、自分という存在のリズムが心臓の鼓動に乗って、「この世の中に、いま、ここで感じているこれ以上の豊かさと幸福はない」というメッセージをモールス信号みたいに伝えてきました。こんなふうに、自分が好きな場所で、ときどき「豊かさセンサー」の再点検とメンテナンスをしてみるのも悪くないなと思っています。

5 「相性のいい人」も「ウマが合わない人」もいていい

日本の国土は、3分の2が森林です。

私たちの暮らしも、昔から木や林、森と密接な関係がありました。このためか、木や森にちなんだことわざがたくさんあります。

有名なものでは、〝木を見て森を見ず〟〝寄らば大樹の蔭〟など、日常でもよく使われるのではないでしょうか。他にも〝木を隠すなら森の中〟〝木で鼻をくくる〟〝木に餅がなる〟など、実にさまざまな言い回しがあることに驚かされます。

ところで、日本同様に「森の国」である北欧のフィンランドにも木や森に関する面白いことわざがたくさんあるようです。

『フィンランドの不思議なことわざ　マッティの言葉の冒険』（カロリーナ・コルホネン著、柳澤はるか訳、草思社）によると、

・ベリーの茂みに引っかかる＝本質ではない部分に引っかかる
・かんでほしい木の実がある＝よく考えるべき問題
・茂みから出てくる＝青天《せいてん》の霹靂《へきれき》

など、実にユニークな表現になるものだと感心させられるものから、

・トウヒ（フィンランドにある森の高木）に手を伸ばすものはジュニパー（高さ数メートルの低木）上に落ちる＝高望みはうまくいかない

といった、ご当地の自然を知らなければ決して理解できないことわざもあります。

こんなふうに、**木や森というのは、私たちの気候・風土をはじめ、文化に根ざした社会そのものを象徴するものなのでしょう。**

今いるところから抜け出して別のところへ

木とは、すなわち人のこと。1本の木が集まって「林」となり、それはやがて「森」になる。木が個人だとすると、夫婦や家族は林、それらが集まって森、すなわち社会になっているわけです。

サークル、学校や職場などが「森」の最小単位だとすると、SNSなどのウェブ・コミュニティも一つの「森」のあり方です。

森は、実にさまざまな木が集まってできています。

木にはそれぞれ個性があり、木と木同士にも相性というものがあります。中には、ウマやソリの合わない仲間がいる、なんてことも。

あるいは、個々のメンバーに対してというよりも、森全体がかもし出す雰囲気がなんとなくイヤな場合などもあるでしょう。

フィンランドのことわざには、「ティックを交差させない」というものがあります。ティックとは、木の棒や小さな木の破片のこと。両手に持ったティックを合わせるのも、合わせないのも自分しだい。

自分がいまいる環境に違和感を感じているのであれば、そこから離れて別の森を目指せばいいのだ、というふうに私は解釈しました。**人間は木と違って足があるので、自分が望めばいまいる森から抜けてほかの森に移ることもできる**からです。

そして、「叫んだ通りに森は答える」という別のことわざもあります。

自分が望めば、新しい森はちゃんと答えてくれる。森にはそういう優しさがあるはずなのです。そうやってたどり着いた森も、もしも「ちょっと違うな」と感じるのなら、また他の森を求めて旅に出てもよし、森と森の間にたたずんで、ただ四季の移り変わりを愛《め》でたりしてもいいのです。

最後にもう一つご紹介したいのが、「あわてるな、茂みに腰を下ろして考えよ＝大丈夫、きっとなんとかなるよ」というフィンランドのことわざ。すべては心しだいなのだ、と森が私たちを励ましてくれているのかもしれませんね。

6 「やだなあ」という思いが浮かんだら

〝サザエさん症候群〟という言葉、聞いたことありますか。

またたく間に過ぎ去っていく、楽しい週末。「ああ、また終わっちゃうな」なんて、ため息ついちゃう、そんな心境のことです。

国民的テレビアニメ番組『サザエさん』ですが、そのエンディングソングに、私たちの日曜日の夕方の気分をそのまま投影してしまうのでしょう。

そして迎える、翌月曜日の朝。

誰しも、「あー、やだなあ」と感じたことがあるかもしれませんね。「感じたことがあるどころか、毎週そうだ」なんていう声も聞こえてきそうです。

ところで、なぜそんなに「やだなあ」がイヤなのか考えたことってありますか？

実は、心の底では「やだなあ」と感じている自分を受け入れていないからなのです。**「私は、○○が嫌いです」「△△って、なんだかイヤ」と感じる自分の心のどこかに、罪の意識や負い目を感じている**のです。そのために、「やだなあ」全開になれないでいます。つまり、「やだなあ」の不完全燃焼状態なのです。

昔むかしの人もこんな言葉を書き残しています。

「孔子《こうし》先生は言われた。
派手で下品な紫色が、正統派の朱色よりも流行しているのが私はイヤなんだ。
鄭《てい》の国の流行音楽が、伝統音楽を乱しているのも腹立たしい。
そして、口上手な人が国家を危うくしているのが大嫌いだ」

これはいまから２５００年も前に人としての生きる道や慈《いつく》しみの心の大切さを説いた中国の思想家・孔子やその弟子たちの言葉をまとめた『論語《ろんご》』に書かれている言葉です。

この孔子といえば、聖人や神様として崇《あが》められるような存在ですが、そんな偉い人でさえ、ちゃんと自分の好き嫌いをはっきり主張しているのです。

「好き」「嫌い」をもっとしっかり感じてみると……

『論語』のこの部分が何を言っているかというと、

・昔の日本では紫色が一番高貴な色とされていましたが、中国だと赤です（黄色は皇帝だけが身につけられる色でした）。一般大衆の間で紫色が流行しても何も問題はないのですが、伝統を重んじる孔子は、流行《はや》りものだから、と人々がこぞって紫色をもてはやすのがイヤだったようです。

・音楽に関しては、現代でいえばクラシック派の孔子が、「K－POPなど好かん！」みたいな心境なんだと思います。ちなみに私は音楽に関しても振り幅が広いので、クラシックも聴きますし、中国の古典音楽も現代のK－POPもみんな好きです。

・そして、あまり話し上手でなかったと伝わる孔子からすると、耳に心地よいことばかりを話して国の中枢に取り入ろうとする人たちのことが嫌いだったようです。

この孔子の言葉から私が受け取ったのは、どんな人でも、好きは好き、嫌いは嫌いでいい、ということ。みんなが紫だ！　といっても、自分は紫色が嫌いだったら、「嫌いだ！」でいいんだよ、と。

それは色だけではなく、音楽だったり、日常の過ごし方だったり、仕事のやり方だったり。自分自身の好きや嫌いをもっと大切にしてもいいのかもしれません。

もちろん、周囲との間にいちいち角《かど》が立つのも面倒なので、**心の中でそっと、しかし力強く、「自分はそんなの大っ嫌い!!」と何かを嫌っている自分を、自分が応援してあげませんか？**

今日も頑張る予定のあなたへ。

どうぞ、気をつけていってらっしゃい。

7 「抵抗」してみると、ちょっとうまくいく

「抵抗」と聞くと、どんなものを想像しますか？

強い向かい風が吹いてきたり、ぬかるみに足を取られたりして、思うように前に進めない。そんな光景が目に浮かんできます。

できれば苦労はないほうがいい気もしますが、実のところ、あらゆる生命には「抵抗」が必要です。**抵抗があるからこそ、自分も自分を取り巻く社会も成長することができるのです。**


蝶になる前の、青虫のことを思い浮かべてみてください。

青虫の「仕事」は2つです。

・食べて成長すること
・イマジナル・セルに抵抗すること

イマジナルとは成虫、セルとは細胞のことです。

青虫は成長したからといって、巨大な青虫になるわけではありません。青虫にとっての成長とは、すなわち「蝶」になることです。ちょっと難しそうですが、イマジナル・セルには、青虫の本来あるべき姿が蝶であることを思い出させる働きがあるのです。

「自分がどうなるのか」を思い悩むのはムダ？

青虫は自然の流れで蝶になっているように思われていますが、その裏ではこんな物語が起きています。

青虫は毎日、自分の体の何十倍、何百倍もの葉っぱを食べます。たくさん食べて、まるまるとふくよかになった青虫。

ある時突然、体がこわばり始めます。食べることを忘れ、枝に体をくりつけると、じっと動かなくなります。それはまるで、巣ごもりして冬眠に入る森の動物のようでもあり、洞窟で瞑想《めいそう》する隠者のよう。さなぎとなった自分は、ある日、夢を見ます。

母である蝶は、ふかふかで居心地のいい葉っぱを選び、たまごである自分を産みつけました。

たまごの中でそのまま気持ちよく休んでいると、「ほら、目覚まし時計がなってるよ」と体のすみっこにいるイマジナル・セルが知らせました。まだ寝ていたいのに、と腹を立てながら目覚まし時計を止めると、殻がやぶれて外の世界が見えました。

「うわあ、明るい」

外に出てみると、あたり一面、おいしそうな緑色の草原でした。

たまごから青虫になった自分は、夢中になって自分のまわりの葉っぱをむしゃむしゃと食べていきました。

すみっこからイマジナル・セルは、「おいおい、そんなに食べてばかりいないで、どんな大人になりたいのか考えてごらん」と小言を言いました。

青虫は、「うるさいなあ！　ほっといてくれよ。いまは食べるのに忙しいんだ！」とイライラしながら、イマジナル・セルに言い返しました。

それからも青虫は食べつづけ、どんどん体が重たくなっていきました。横にも縦にも大きく育った自分は、前に進むのもおっくうになるほど。

そこへ、すみっこでじっとしていたイマジナル・セルは、「もう十分大きくなっただろう？　少しは世の中に役に立つことを考えたらどうだい」と言いました。

青虫は、「うるさいなあ」と反発しながらも、心の中では同じことを考えていました。

自分はいったい何をしたいのだろう
自分は誰かの役に立てるのか
自分はこの世の中で必要とされているのだろうか

不安、混乱、恐れ、自己不信。そんな思いが心を支配しました。この暗闇のような気持ちはますますふくれあがり、ついにビッグバンの時を迎えます。

「もうだめだ！　爆発する！」

その瞬間夢から覚め、気がつけば自分は、美しい羽をのばして悠々と宙を舞っていました。

そして突然わかったのです。イマジナル・セルは「蝶である自分自身」、自分は蝶だったのだと。

英語の〝イマジナル〟には、もう一つ「想像性」という意味があります。言い換えると、「まだ見ぬ世界を夢見て、実現を信じる力」です。私たちを取り巻く世界も一緒です。

イマジナル・セルは私たちが蝶として羽ばたく世界のありようをちゃんと知っているのです。

2章

「いちいち折れない心」になればいい

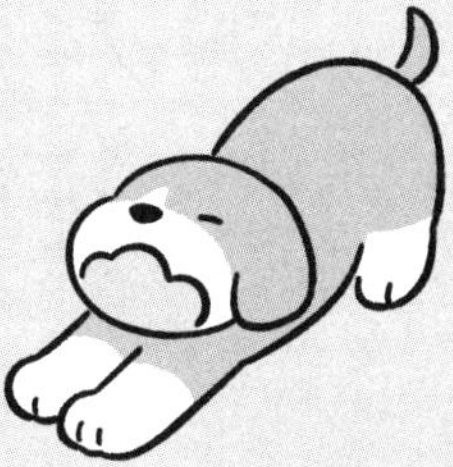

1 「応援したくなる人」はどんな人？

あなたは、自分のことを弱い人間だと思いますか？

あるいは、過去に自分を弱いと感じたことがありますか？

この本を手に取ってくださっているということは、いま、弱い自分をなんとかしたいと考えているか、少なくともこれまで何度かは〝自分ってなんでこんなに弱いんだろう〟と落ち込んだり、悩んだりしたことがあるのでしょう。


ここで、**過去で一番「弱かった自分」のことを思い出してみます。**

それはどんな状況で、どんなふうに感じたり行動した自分のことを〝弱い〟と感じたのでしょうか？

仕事のミスで上司から注意され、へこんでしまった自分？

資格試験に落ちてしまい、将来に不安を感じていた自分？

大好きだった人に失恋して、どん底をさまよっていた自分？

ここ一番のエラーでチームの足を引っ張り、試合に負けてしまって申し訳ないと思っている自分？


そして、さらに振り返ってみます。


落ち込んだり、悩んだり、心に痛みを抱えたり、あの頃はいろいろあったけど、いつの間にか「まあ、いいか」とふっきれて元気になっていませんでしたか？

たとえるならば、踏まれてもたくましく生きている雑草みたいに立ち直ってきたんですよね。

一度「うつむく」から上が向ける

そんな強いと思われている雑草も、その強さにはさまざまな種類があります。

たとえば、春に可憐なピンクの花を咲かせる雑草に、ハルジオンとヒメジョオンがあります。見た目がよく似ているので区別が難しいのですが、両者の見分け方がとても興味深いのです。

雑草博士こと稲垣栄洋《いながきひでひろ》さんは、『大事なことは植物が教えてくれる』（マガジンハウス）の中でこんなことを書かれています。

〝ハルジオンはつぼみのときにはうつむいていて、咲くときに上を向きます。うつむいているつぼみが、上を向いて花を咲かせるので、まるで落ち込んでいる誰かが力強く踏み出すように見えるのです。

ヒメジョオンはつぼみも上を向いているため、つぼみを見ればハルジオンとヒメジョオンを区別することができます。

うつむいたっていい、くじけたっていい、落ち込んだっていい。でも、咲くときは上を向いて咲く。ハルジオンはそういう花なのです〟

いつも上を向いているヒメジョオン。

つぼみの頃は下を向いていて、花を咲かせる時に健気に顔をあげて花を咲かせるハルジオン。

あなたなら、どちらの人生を応援したいと感じますか？

常に前向きに生きている自立した人ってあこがれるし、尊敬しますすよね。そして、そこには生命力や精神の強さを感じます。でも、**落ち込んだり悩んだりした後に再び立ち上がる姿にも、また違った強さがあったりします。**

そして、もしもあなたの周囲にそんな人を見かけたら、つい「いろいろあるかもしれないけど、頑張って」と応援したくなるのではないでしょうか。

人はひとりで生きているのではなく、社会の中で生きています。

ひとりで頑張れる強さをみせてくれる人がいれば、弱いときがあってもその弱さを克服しようとするところをさらけ出せる強さを持った人もいる。

そして、周囲の応援をも自分の強みに変えていけるのだとしたら、それが最強なのではないかと思うのです。

2 少々かっこ悪い自分でも許してあげる

「しまった！　うっかりミスをした」

「うわ、大失敗だ。相手もすごく怒ってるし、どうしよう」

といったみたいに、やってしまった痛恨の失敗で、完膚《かんぷ》なきまでにうちのめされるようなこともあれば、しっかり準備して自信があったのに、

「うまくいくはずだった社内コンペ、まさかの落選……」

のような予想外の結果に落ち込んだり。誰しも似たような経験が、一度や二度はあるかもしれません。


私たちは、間違えないよう慎重に取り組むことを自分にもまわりにも要求する不文律のおきてのような同調圧力にしばられています。そして一度でも失敗をお

かすと、この世の終わりくらいの衝撃が広がります。**あやまちに対して少々神経質すぎる**といってもいいのかもしれません。

私もかつてはそれが当たり前だと思っていましたが、留学に行った先でその考え方がすべてではないことに驚かされました。

お隣の国・中国では、とにかく何もかもがゆるいのです。個人的には、「もうちょっとちゃんとやろうよ」と思うようなこともあるのですが（笑）、ちょっとしたミスは問題視されないし、いつでも挽回できるので本人も周囲も気にしません。いい意味での〝いい加減〟が板についていて、失敗にも寛容なのです。

それはどうやら、

「どんなにカッコ悪くても生き延びるほうを選ぶ」

「体裁よりも生き抜いていくことこそ重要」

という徹底した現実主義からきているようです。下剋上《げこくじょう》やたび重なる戦乱・動乱で、毎回国ごとひっくりかえるダイナミックな歴史があるお国柄ゆえ身についた知恵なのでしょう。

日本にいると「失敗はあってはいけない、恥ずかしいものだ」という固定観念がありますが、中国人は周囲からどう言われてもあまり気にしない鷹揚《おうよう》なところがある。これは、他者から見て成功とか失敗とか、カッコいいとか悪いとかはどうでもよく、生き残って最後に笑うのが勝者、という徹底した考えなのでしょう。

わざと負けたり、失敗してみせたり

たとえば、昔むかし。いまから2000年ほど前のお話です。

世界史の教科書でもおなじみの秦《しん》の始皇帝の亡きあと、天下は乱れきっていました。その世をおさめて次の王朝（漢）をうちたてた皇帝・劉邦《りゅうほう》の力となったのが宰相《さいしょう》の蕭何《しょうか》でした。

「蕭何がいなければ漢はなかった」といえるくらいの貢献をした人物です。

しかし、逆をいえばこの人ほどの才覚をもってすれば新しい王朝を乗っ取ることくらい朝飯前。英雄には猜疑心《さいぎしん》の強い人が多いですが、皇帝・劉邦もご多分にもれず「いつか蕭何が謀反《むほん》を起こすのではないか」と疑っていました。現に、劉邦を支えた多くの功ある人たちが、無実の罪を着せられるなどして失脚していたのです。

この情報をいち早くキャッチした蕭何は何をしたでしょうか。

その権力をかさに田畑を買いあさって私有地としたり、賄賂《わいろ》をもらうなど、わざと悪政を行なって自らの評判を落とし、一時期投獄されることはあったものの、何とか皇帝からの粛清を逃れ、生き延びることに成功したのです。

いかがでしょうか？

日本でも有名な『孫子の兵法』にも、個人でも国家でも、**「勝つ」ことの究極の意味は百戦百勝することではなく、何がなんでも生き残ればいいというもの。**しかも、そっくりそのまま無傷で生き残ることがベストだ、といっているのです。

あまりに真面目で正直に生きようとすると、時に深刻になりすぎてしまい、それがあだとなって派手に折れてしまいかねません。そろそろ私たちも、こういった〝しぶとさ〟を身につけるタイミングが来たのかもしれませんね。

3 呼吸——意識して深く吸って、吐く

人前でのスピーチやプレゼンは、緊張しがちです。

ちゃんと話せるのか、失敗したらどうしよう……と不安でいっぱいになり、頭が真っ白になった経験は誰しも一度くらいはあると思います。

それが自分の人生や学校や会社での評価と直結するような大切なものであれば、なおさら緊張しますよね。

足はガクガク、声が震えて手に汗をかき、心臓は早鐘《はやがね》のようにドクドクして息が苦しくなったり。できることならこのまま消え入りたい。そんな思いに駆られたことがあるかもしれません。

緊張を感じた時はまず、目を閉じて呼吸を意識的に深くしてみましょう。

吸って……吐いて……

ポイントはゆっくりとお腹まで思い切り息を吸いこむこと。これにより、ちゃんと自分で呼吸をコントロールすることができることはわかりますし、実際にだんだんと落ち着いてきます。

なぜなら、呼吸が深くゆっくりになると、副交感神経がはたらいて心や体がリラックスモードに入るからです。

この時、**「早く落ち着かなければ」とあせらないこと。**

脳は緊張の後には自動的に「落ち着いている状態」を作り出す仕組みを持っています。しかし、ここで「落ち着こう」とコントロールしようとすると「ダメ出し脳」である前頭前皮質《ぜんとうぜんひしつ》が活性化して、リラックスモードになる副交感神経のスイッチがいつまでもオンにならないからです。

あくまでも「自然に落ち着いてくる」のをただ待つこと。ここが大切です。これこそが「マイペース」の本質なのです。

マイペースを生み出す「3分間リラックス法」

広告代理店に勤務するBさん。もともと文章を書くことが好きで、小さい頃は作文コンクールでよく賞をもらっていたそうです。いまの仕事も、短いキャッチフレーズで本質を表現し、簡潔ながらも力強く魅力を伝える文章や広告を作りたいと考えて選んだものでした。

仕事自体は楽しくやりがいもある反面、本人にとって致命的だと感じる弱点がありました。それは「人前で話すこと」です。

文章を書くことや資料を作ることは楽しいのですが、それを社内や取引先でプレゼンすることに強い不安、恐怖感があるのです。会議やプレゼンの前の晩はほとんど眠れず、当日の朝は吐き気や下痢に苦しむこともしばしば。会議の前には抗不安薬を数回飲み、フラフラしながらやっとの思いでプレゼンを終える……。そんなことを繰り返す自分に嫌気がさしていました。

そんな不安を訴えてきたBさんに対し、呼吸を整えることだけに注力し、整えた呼吸のペースを維持する感覚でプレゼンを行なったらどうですか、とアドバイスしました。そのためには**日頃から意識的に呼吸をゆっくり行ない、自分にとって最も心地よいペースを3分間維持する**練習をしました。

実は最初の3分間だけゆっくりした呼吸を維持できれば、あとは自律神経が自動的に十分量のリラックスをもたらしてくれます。

このように、自分自身のペース作りをつづけていったBさん。抗不安薬を飲む回数や量が減り、最近はプレゼン中にまわりの様子を見回すゆとりもできました。「不思議ですけど、プレゼンをちょっと楽しんでいる自分がいるんです」というBさんの笑顔が印象的でした。

Bさんのように適度な緊張があることは、真剣さや迫力を演出し、説得力を生み出してくれます。そのため、ちょっとくらいの緊張感があったほうが、むしろうまくいくのです。結局は自分のペースこそが最強であり、その最強のペースで勝負を挑めば、おのずと結果はついてくるということなのです。

4 〝受け身〟上手になら誰でもなれる

スポーツでは攻撃と守備という二つの要素があります。

一般的に「強い」というキーワードを聞くと、連想するのは「攻撃力」ですよね。でも、**強さの秘訣は「守備力」にある**って知っていましたか?

私が医者になりたての頃の話です。最初のガイダンスで、母校・東京女子医大での研修医としての仕事について書かれた紙が渡されました。その紙には、

・予診取り
・外来見学
・東京六大学野球(神宮球場)

とありました。

私は不思議に思い、

「六大学野球って、早慶戦とか法政とかのアレですよね？　観戦も研修医の仕事ですか？」

とたずねると、先輩医師はおかしそうに、プッと吹き出して、こう言いました。

「観戦じゃないの！　試合に出るんだよ」と。


何がどうなっているのか頭がフリーズしている私に、先輩医師はすかさず、

「ここでいう『東京六大学野球』ってね、各大学病院の精神科対抗試合なの。慶應、慈恵医大が中心になって六つの大学病院精神科で運営していて、うちもメンバーになってるの」

と説明しました。

東京には国公立、私立合わせてたくさん大学病院はあるのに……。

なぜ、よりによってうちの医局が「東京六大学野球」なるものに加盟しているのか、理解に苦しみました。

というのも、ここは世界でただ一つ、学生が女性だけの医大であり、医局には男性の医師もいますが、やはり女性の比率が圧倒的に多かったからです。

人体のしくみをみたって、体力や瞬発力に直結する血中テストステロンの値は、男性が女性の14~17倍も多いのです。

全員男性のチーム相手に、メンバーのほとんどが女性のわれわれが勝負を挑んでも勝ち目はないと思ったからです。

完全に混乱状態の私に、先輩医師はさらに追い打ちをかけるように言いました。

「もうかれこれ何年になるかな、ずっと女子医大がビリなの。で、そこから脱却するのがあなたたちのミッション」

お遊びの草野球程度しかしたことのない私が、ビリの汚名返上をかけて試合に出るですって!?　なんだか、まずいところに来ちゃったぞ……。

しかし、私に「NO」という選択肢はありませんでした。

攻めが弱くても守りがしっかりしていれば勝てる

後日、高校時代にソフトボール部だった先輩医師から、攻撃力が弱くても、守備力をつければ勝てる確率が高まると教えられました。

さらに、守備力をつけるコツはたった一つで、

〈「型」としての受け身を極める〉

ということでした。

ここでいう「型」とは、

・相手に対して体の向きを正面ではなく、斜めにする
・重心を下げる
・手ではなく、足で仕事するイメージ

この3つでいいというのです。

これによって、

・相手と正面衝突にならず、相手の「気」をいなして逃がすことができる
・重心を下げることによって腹に力が入り、安定する
・足を意識すると必然的に体が前に出る

とのこと。

私たちは、この原則にのっとり、練習を重ねていきました。その結果、初戦では2対1でわれわれチームの勝利。ちゃんとミッションを果たしたのです。

興味深かったのは、守備力だけでなく打撃も自然に安定していったこと。

そして最終的には、相手チームが失点を重ね、自滅して負けていったのが驚きでした。

この守備力を高める3つの「型」は、野球をはじめとするスポーツだけではなく、そのまま仕事や人間関係にも活かせます。

やりたくない仕事に取り組むとき
苦手な上司に呼び出されたとき
不測の事態でピンチのとき
大切な試験だけど、まったく自信がないとき

このように、**すべてが不利な状況であったとしても、まずは心の中で「型」から整えてみましょう。**
「勝利の女神」は、確かな守りの前に、静かに微笑《ほほえ》んでくれるかもしれません。

5 戦わなければ負けることはない

毎日こんなに努力しているのに、なんだか報われないなあ、と感じること、ありませんか。

「要領がよくないからなー」

「生まれつき運が悪いのかなー」

などと、気がついたらこういう思いがずっと頭の中をめぐっていたり。

こんなことなら、いま頑張っていることをいっそやめてしまおうか……いや、最後までやりつづけることこそ大切だ、と悩んだり、うまくいっているまわりと比較して、なんだかねたましく思えたり、ちょっと気持ちがあせったりしていませんか。

たとえば、いまの会社で働きつづけるのか、資格の勉強を合格するまであきらめないでつづけるのか、などもそうですし、自分の城を持ちたいと起業してみたものの思うようにいかないケースなどです。

このまま努力をつづけてもゴールが見えないのではないか、と絶望的な思いにすらとらわれる一方、始めると決めたのに早々とあきらめてしまうような自分の姿は見たくない——まるで、後にも引けず、前にも進めない……。

こんな泥沼のような状況がつづけばメンタルを傷つけてしまうことにもなりかねません。

心身の健康を崩してしまっては本末転倒です。

こんな時は、**いったん立ち止まってみませんか。立ち止まることも立派なスキルです。**

世界で活躍する一流の建築家・安藤忠雄さんがこんなことを言われていました。

「自身の人生は壁、壁、また壁だった」

この言葉を聞いて私は、きっとそれを乗り越えた上で成功や名声があるのだと思ったのですが、どうやら違うようなのです。

「壁を乗り越えないと決めたこと」がいまの仕事の原点だったという意味なのです。

壁は「乗り越えない」という選択もあっていい

実は安藤さん、若い頃はケンカに強いことだけが取り柄《え》だったそうです。そんなある日、ボクシングの試合を見て「これなら自分もいける！」とボクサーを目指し、あっさりプロテストにも合格。

しかし一方で、プロボクシングの世界には、試合に負ければ一銭もお金がもらえないという過酷な現実もありました。

そんな中、すごいボクサーの存在を知ります。それが、のちに世界フライ級・バンタム級二階級制覇をなしとげたファイティング原田選手。

安藤さんは、ファイティング原田選手の練習風景を見ただけで、自分とは才能がまるで違うことを思い知りました。
そこで安藤さんが考えたのは、ファイティング原田選手という「大きな壁」に勝つにはどうすればいいか、ではなく、「これは勝たれへン」と、キッパリとボクサーを辞めることでした。

そうです。**「壁」は乗り越えなければいけないものではなく、その壁を乗り越えるべきか、やめるべきかを考えることも「壁の乗り越え方」のひとつ**なのです。

こう考えてみると、続けるべきか、戦うべきかの判断で必要以上に悩んで苦しむことから、自分を解放することができるのです。

その後、安藤さんは、ずっとあこがれていた建築家への道を目指すことになります。

家が裕福ではなかったため大学へ進学はせず、アルバイトしながら建築学を独学。普通なら大学の建築学科で4年かけて学ぶ内容を、寝る間も惜しんでたった1年間で習得したのです。

このように、「始めたのだから何があってもつづけるべきだ」と意地を張らなくても、心の中に「何かが違うかも?」という思いが芽生えたなら、その感覚を信頼してみませんか。

まったく別の選択をするという方法もアリなのですから。

まずは、ムダに戦わずにちょっと立ち止まってみる。

その上で、「勝てるところで勝負する」日のために、大切な自分の体力や気力をとっておけばいいのです。

私たちが長く読みついできた中国の古典『孫子の兵法』にも、この「壁の乗り越え方」が書かれています。

戦いに勝つ方法がまとめられている「兵法」に、戦い方だけでなく、「戦わない」基準を持つ重要性が説かれるくらい、立ち止まることは大事なことなのです。

3章

この「ポーズ」と「しぐさ」で不安が消えていく

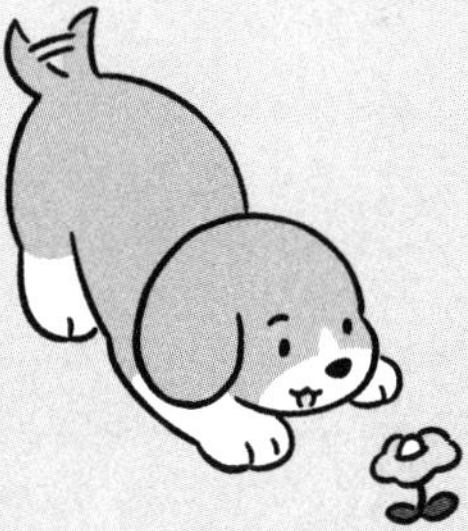

1 心の中に「庭」を持つ

人の感情ってさまざまです。

うれしい、楽しいなどポジティブなものもあれば、悲しみ、恐怖、怒りなどのネガティブなものもあります。

中には、ある特定の人に対して嫌いだとか、ねたましい、うらめしいなど、湧いてくること自体にためらいや罪悪感を持つような闇《やみ》の感情もあります。

でも本来、感情にいいも悪いもありません。だから、起こった感情に対してジャッジする必要はないのです。

そうはいっても、自分の中から自然発生的に湧いてくる感情をコントロールできないことに困惑することってありませんか？

なぜなら、どうしてその感情が起こったのか理由がわかるにしても、どうやったら消えるのかがわからないからです。

そんな時私は、「心の中に庭を作る」ことを提案しています。

ちょっとイメージしてみてください。


「あなたの心」が一軒の一戸建ての家だとします。

あなたのまわりで起きたいいことも悪いことも、まず心に入ってくるのが玄関。

ウキウキもモヤモヤも一緒に過ごすリビングルーム。

イヤなことを出したり、流したりするお風呂やトイレ。

それぞれの部屋やスペースに暮らしていく目的や使い方があるでしょう。

そして、こんな部屋・間取りの外に「小さな庭」を作るのです。

「心の庭」では、湧いてくる感情をそのままにします。

どんな感情でもオッケーです。

どんな感情でも、そこにやってきて、ほっとくつろぐ。お日さまの光をたくさん浴びて、鳥たちと遊ぶ。疲れたら、ゴロンと寝ころがって休む。好きな時に去るのもよし。

こうしなければならないとか、きちんと向かい合わなきゃいけないとか、規則はないのです。

完全に自由で安全な場所。それが「心の庭」なのです。

ただそのままにしておく場所

聞いた話では、通信教育やオンライン講座などでは、ガーデニングや家庭菜園に根強い人気があるそうです。いろいろな花や野菜が育つのを見るって、無条件に楽しいからなのでしょう。

植物や農作物の世話をするとなると、水や肥料をやったり雑草を抜いたりと、手間がかかりますが、「心の庭」は違います。

何もしなくていいので、ラクだし楽しいし、自由なんです。種をまいたり、水まきをしたり、雑草を抜いたりする必要がなく、「ただそのままにしておく場所」なのです。

そう、「心の庭」にはたった一つだけルールがあるのです。それは、

「そっと、そのままにしておく」

ということ。

気になるなら気になってもいいし、ウジウジ悩んでもいいし、後悔しまくってもいい。不思議なことに、イライラや怒りの感情も、そこにきたらいつの間にか笑顔になってしまいます。

そんな完全なるフリースペース、「心の庭」。

あなた自身の心の中にも、ぜひ作ってみてはいかがでしょうか。

2　「強み」のないのが一番強い

この世で「弱い」とはどんなことを指しているでしょうか。そして、どんな基準で「強い」や「弱い」を決めているのでしょう。

「学校や会社での競争を勝ち抜いた人」

「お金を稼ぐ能力」

「SNSなどで自己表現や宣伝が上手な有名人」

「地に足がついた現実対応力」

「行動力」

なんて声が聞こえてきそうです。そして、

「自分にはこれといった資格やスキルもない」

「先行きが不透明な時代、これからも仕事があるのだろうか」

「そもそも自分は社会から必要とされているのだろうか」

などと考え、不安になっていませんか？

でも、ちょっと待ってください。

競争を勝ち抜いた人やお金を稼ぐ力を持つ人が最強で、そういう人だけが生き残ってきたのでしょうか。本当にそうなのか、時代をさかのぼって検証してみたいと思います。

「役に立つ」から必要？　「役に立たない」なら無用？

2300年ほど前、中国の戦国時代末期に書かれたといわれる『荘子《そうし》』にこんなくだりがあります。


〝山の木は薪《たきぎ》として役に立つからと、自らを差し出す。

灯火は明るいことが役に立つからと自らに身を焦《こ》がす。

肉桂《シナモン》の木は、スパイスや薬剤として役に立つからと皮をはぎ取られる。

漆《うるし》は塗料として役に立つからと切り取られる。
人は皆、「有用の用」（役に立つから使う）を知っている。
しかし、「無用の用」こそ真に役に立つものだと知るものはいない〟

日本の戦国時代でもそうですが、武将たちが戦に明け暮れる下剋上の乱世では、いますぐ「役に立つ」と重用されることが、かえって「死」に直結することが多かったはずです。むしろ目立たず、静かにひっそりと暮らしていたほうが生き残る確率は高かったと考えられないでしょうか？　そこには、「生き延びてこその人生」だ、というメッセージがあるように思います。

もう一つは、**「無用」とされているものこそに真理が隠されているのだ、**という意味があります。

中国では、すべてが〝2つで1セット〟と考えます。たとえば、「有用」と「無用」とがセットで「用（役に立つ）」という事象を形成しています。「有用＝

役に立つ」ものだけが必要で、「無用＝役に立たない」ものは必要ないわけではないのです。一見「無用」と思われても、見えないところで「有用」を支えています。その潜在性こそがミソだよ、ということでもあると思います。

実際、お手軽で役に立つことばかり追求していると、思考が軽薄で幼稚になり、最終的には目的性を見失っていきます。

たとえば、この『荘子』のような書物もそうでしょう。戦争ばかりの時代には役に立たないようでも、長い時間をかけて人から人へと伝えられてくるだけの魅力があったはずなのです。そこには浅はかな考えの及ばない、「無用」の奥義があるのではないでしょうか。

この世にムダなものは一つとしてない、すべてこの世に必要だから存在すると考えるのは、合理的でもあるし、すべての人に優しい考え方だと思いませんか。

そして歴史はめぐり、時代はさらに変化していきます。

もしかすると、「強みのないのが一番強い」という時代がいよいよやってくるかもしれないのです。

3 敏感すぎる「うぶ毛」たちへ

不安を感じていると、人生全体がなんとなく不安ですよね（笑）。

不安を感じずに生きられたらどんなにラクだろう。

そんなふうに感じたことはありませんか？

それは「不安」にネガティブなイメージがあるからです。でも、「不安」がネガティブでもポジティブでもなく、単なる「アラーム」だとしたらどうですか？


そもそも不安はなぜ起こるのでしょうか。

私たちの脳の大部分を占める大脳の奥には、扁桃体《へんとうたい》という部分があります。

自分を取り巻く外界からの情報は、目・耳・鼻・皮膚などの感覚器（センサー）から入り、この扁桃体に集められます。その上で、いまおかれている情報が安全なものかどうかを判断し、アラームを鳴らすのです。
そのアラームが鳴る基準とは、

「以前の危険な状況に似ているか」

で、こうなるとすぐにアラームが鳴り、交感神経のネットワークを通じて信号が全身に伝わります。このアラームに一番敏感なのは、心臓と肺です。心臓がドキドキしたり、呼吸が速くなるなどの息苦しさが出てきます。これが非常に不快なため、不快感を逃れようと、危険な状況を避ける行動を取るのです。

この一連の反応が「不安」の本体です。危険から離れて安全な環境に戻るとアラームもおさまり、不安感も消える、というしくみです。

ちなみに、「なんとなく状況がおかしいぞ」、などというちょっとした雰囲気からも不安を感じることはありますよね。昭和の大精神科医、故・中井久夫先生の説では、これは「うぶ毛」が察知しているとのこと。

うぶ毛は風向きや温度などの微妙な変化をキャッチするセンサー。大昔の原始時代に人間がマンモスなどを獲って食料にしていた頃、このうぶ毛が非常に発達していたようです。その名残で、いまでもうぶ毛が空気を読んでいるのだとか。

不安という名の「招待状」

もう一つ、アラームが鳴ってしまう場合があります。

それが、**「過去に体験したことがない場合」**です。

未知の事態に遭遇するとアラームが鳴る設定になっているのです。たとえば、突然、知らない土地へ転勤の辞令が出た、などもそうでしょう。

また、経験したことであっても、その程度や強度、頻度が変わるような場合でもアラームが鳴ります。

たとえば、筋トレのためにジムに通っているとします。40kgのバーベルを挙《あ》げられるようになったら、今度は50kgに挑戦するようなケースです。これまでの仕事が認められて、チームリーダーに抜擢《ばってき》される、などというのもそれに似ているかもしれませんね。この場合のアラームは、「いままで経験がないことだよ」という単純な注意喚起です。

つまり、不安というのは、「いままでとちょっと違うみたい」「変化が来るよ」というアラームだともいえるのです。

変化を知らせる場合も、危険を知らせるアラームと鳴り方は同じです。

また、心身にも同じような反応が出るので、条件反射で不快、不安を取り除こうとしてしまいます。けれども、危険な状況におかれているわけではないので、逃げるなどの適切な行動を取ることができず、不安感だけが取り残されてしまうという結果になるのです。

こんな時は、**「確かにはじめての経験だよね。教えてくれてありがとう」とアラームを受け取ってみましょう。**

これって、「招待状」みたいなものです。招待状っていったん受け取って、出席にするのか、欠席にするのか、それとも代理を立てるのか、など、あとから考えますよね。不安からの「招待状」を受け取った時も同じ。そのあとどうするのか、即決するもよし、ゆっくり考えても、悩んでもよし。その対応は自分自身で自由に決めていいのです。

4 軽くジャンプ、体を揺らす……不安を和らげる5ステップ

同じ出来事でも極端に不安になる人もいれば、それほど不安を感じずにのんびり構えていられる人がいるのはなぜでしょうか？

一つは前項でお話しした脳の中の扁桃体の感受性（敏感度）が、生まれつきある程度決まっているということ。これに関しては、自分の体質として受け入れることが必要かもしれません。敏感度は人の痛みがわかる共感性にもつながるもので、決して悪いことばかりではないからです。

そしてもう一つは、脳を鍛える練習をどれだけしているかどうか、ということです。

脳を鍛えるとか練習とかというとなんだか難しそう、大変そう、と感じるかもしれませんが、医学的な知識も修行のようなトレーニングも必要ありません。脳

を鍛えるというよりも、「脳をお世話する」イメージです。
もしも**「お世話」の仕方しだいで不安をコントロールできるようになるのだとしたら、ちょっとやってみたくなりませんか？**

その達人が、プロスポーツ選手たち。たとえ絶体絶命のピンチでも、平常心でいつも以上のパフォーマンスを出すことができます。不安の特性をよく理解し、ピンチをチャンスへ変える方法を知っているからです。

これを知らない間は、何もアクションをしないため、扁桃体から「危険だぞ」の信号が前頭葉に伝わり、不安や恐怖がダラダラとつづくのです。

さらに厄介《やっかい》なのは、脳には「どうしよう」「不安を消したい」とあせり、意識が「不安」に集中するとさらに不安感が強まるしくみがあります。

ちょっと難しくなりますが、これに関係する身体のメカニズムが「上行性網様《じょうこうせいもうよう》体賦活系《たいふかっけい》 Ascending Reticular Activating System（通称ＡＲＡＳ）」という名のしくみです。

このしくみは、不安を和《やわ》らげることに逆利用することもできるのがポイント。

では実際に、どんなことを実行すればいいのでしょうか。

あの選手のポーズは「不安に打ち克つため」だった

不安を和らげる5つのステップをやってみましょう。

① 立つ。軽くジャンプしたり、足踏みしたり重力を足にかける（抗重力位《こうじゅうりょくい》）

② 体の向きを変える、移動する、手を動かすなど身体に振動を与える（体性感《たいせいかん》覚刺《かくし》激《げき》）

③ 「打つため、勝つために自分は何ができるだろう」のように、成功させたいことに意識を向ける（注意力転化《ちゅういりょくてんか》）

④ おまじない動作や素振りなど（行動）

⑤ 「よし」「大丈夫」「さあ、いこう」などの言葉かけを自分に行なう（言語）

専門的には難しい名称がついていますが、行なうことは簡単です。野球のイチロー選手やラグビーの五郎丸歩選手の独特のポーズが有名ですが、スポーツの試合で一流の選手たちがこういった動きをしている場面はよく見かけますよね。

①～⑤のステップを行なった脳を観察すると、脳の中には51：49で覚醒《かくせい》：不安という比率が作られることがわかっています。言い換えると、大脳は適度な覚醒状態になり、わずかに不安よりも優位になるのです。これにより、ワクワクを感じやすく、チャンスがきたら逃さない戦闘脳《せんとうのう》に瞬時に変わるのです。

実業家の斎藤一人《さいとうひとり》さんは、ピンチ状態で不安を感じた時、「面白いことになってきた」とつぶやくことにしているのだそう。

スポーツ選手にせよ実業家にせよ、大事な試合や取引などに際しては当然心配や不安はあるはずなのです。でもARASがあるから不安はあってもいいし、消さなくてもいいし、むしろ「ご利益」のほうが大きいことを知っているのです。

よく考えてみたら、先の5つのステップは神社のお参りにも似てますしね。チャンスがちょっとだけピンチより大きいと脳が感じさえすれば、それで不安は「ケア」できてくるのです。

5 自分ともっと「スキンシップ」を

不安という感情はすごくリアル。だから、不安は実際に「ある」と感じられてしまうのですが、本当は実体がないものです。

不安は脳の中の扁桃体からの「アラーム」だ、というお話をしましたね。つまり、不安は脳が作り出しているというわけです。

不安の反対は安心感ですよね。でも、安心感は不安を消したら自然に出てくるわけではありません。では、安心感はいったいどこからやってくるのでしょうか？

実は、**「安心感は身体からやってくる」**ものなのです。禅問答のようになりますが、なぜなら身体には実体が「ある」からなんです。

「つながっている」という安心感

科学的なお話になりますが、一番わかりやすい例は、「赤ちゃんとお母さんのスキンシップ」です。これは脳にある下垂体《かすいたい》から出るオキシトシンというホルモンが関係しているといわれています。

特に赤ちゃんへの授乳時に、お母さんの下垂体からのオキシトシン分泌が高まることが知られていますが、肌同士のふれあいでお母さんと赤ちゃんの双方にオキシトシンが出てくるのです。

お母さんに抱っこされたりおんぶされたりで触れられると赤ちゃんは安心するし、お母さん自身も満足感に満たされます。〝つながり〟や〝きずな〟が「安心ホルモン」のオキシトシンを生み出すというわけです。

実はこのオキシトシン、他者とのふれあいだけでなく、自分自身でやさしく肌に触れることでも分泌されることがわかっています。

また最近、アメリカ・マサチューセッツ総合病院皮膚科学研究所（CBRC）

の研究で、オキシトシンが作られるのは脳だけではないこともわかってきました。皮膚の浅い部分＝表皮《ひょうひ》と呼ばれる部分からも、肌由来のオキシトシンが分泌されるというのです。

つまり、**スキンケアなどで自分で自分の肌にふれることで、脳からも皮膚からも安心ホルモンのオキシトシンが出てきて、安心感を作りだすことができる**というわけです。自分の爪や指をいじったり、髪を指でくるくるまいたり、手で顔をさわったり……。肌にふれるしぐさは誰もが見たり、やったりしているでしょう。

お話は、「脳と体のつながり」だけではありません。
人間というのは、一つひとつの細胞同士の〝つながり〟と〝きずな〟を持っているのです。

「自分」というと、「一人」や「孤独」で弱くて頼りない存在だと思いがちですが、本当のところ、「自分」はひとりぼっちじゃないのです。
実は、「自分」と認識しているこの存在は、36兆個の細胞から成り立っています。

生命の誕生をひもとくと、「単細胞＝ひとつの細胞」がひとつの生命体としてちゃんと機能できるしくみを持っています。細胞の一つひとつにいのちが宿り、それぞれが意識を持っているのです。

そして一つひとつの細胞同士がつながって「自分」という生命体を作り、同時に自分全体で個々の細胞をサポートするしくみになっているのです。

つまり「自分」とは、36兆個の細胞からなる「All for one, one for all」の共同体。

36兆個がいつも自分のために応援してくれているというわけですね。

だから、ちょっとばかり不安になっても心配ありません。

そして、不安を消そうとしなくても大丈夫。

自分のことをいつも36兆個の細胞が応援してくれているのですから。

6 弱いんだけどなぜか強い〜シマウマとライオンのお話

サバイバルの動物界では、生き残ったほうが勝者です。

ここにライオンとシマウマがいます。さて、どちらが強いでしょうか？

シマウマと聞くと、か弱いイメージがありますよね。でも意外にそうでもないようなのです。群れの中には「偵察担当」がいて、危険察知能力が高いシマウマが選ばれるのだそう。

そして、ライオンが襲撃してくるような非常事態では「大変だ！　さあ、みんな逃げろ！」と知らせ、真っ先に群れを逃がします。もちろん、それから自分も一目散に逃げるわけです。

シマウマの足の速さはほぼライオンと同じなのですが、驚いたことにこの偵察担当クン、蹴り技や噛みつき力もなかなかのものらしいのです。

このように、いくらライオンが百獣の王でも、危険察知能力が高く、逃げ足の速いシマウマを捕まえられなかったり、逆に攻撃をくらって退散でもすることになったら、シマウマが勝者でライオンが弱者になります。

だから、**強い、弱いに絶対的な基準はなく、時と場合によっていくらでも変わるというわけなのです。**

「強さ・弱さ」はその時々で変わるもの

それでも私たちが本能的に強さを求めるのには、理由があります。それは、私たちが持っている「遺伝子」のなせるわざです。

遺伝子の目的はただ一つ——「生き残ること」。

遺伝子にとっては、生き残ったものこそが勝者です。そのために遺伝子が選択したのは、「多様性」というあり方でした。

現時点で「強さ」と考えられているものが、別の環境では「弱さ」に変わるかもしれないという理由からです。

私たちの不安を解消していくヒントとしてもう一つ動物の例です。ハムスターのようにも見える小さなナキウサギを例にとって考えてみましょう。

ナキウサギといえば白色を思い浮かべるかもしれませんが、もともとは茶色だったのだそうです。遺伝学的には比較的古い動物で、ある時までは土の色に同化する茶色が敵から身を守るために適していたのです。

ところが、氷河期になってそれまで温暖だった気候が一変して、あたり一面雪におおわれるようになりました。雪の中では茶色だと目立つため、逆に敵から狙われやすくなってしまったのです。

ところがある時、偶然遺伝子が変異して白色のナキウサギが生まれます。白色と茶色では、白いほうが雪の中で目立ちにくいため、白色種がより多く生き残っていきました。

こうして茶色の種は徐々に淘汰《とうた》されていったのです。

自然淘汰の法則に従うと、最終的には優勢種として白色のナキウサギだけが残るかと考えがちです。

ところがです。

かしこい遺伝子は、また来るかもしれない変化に備えて、強さと弱さの両方とも残すという2つの道を取りました。その結果、白色と茶色のナキウサギの両方が残ったというわけなのです。

人間も遺伝子を持っている以上、同じようなしくみで動いているはずですよね。では、私たち人間に当てはめて考えると、どうなるでしょうか？

かつて昭和の時代では、「気合いで逆境を乗り越える根性、忍耐、競争力のある人」が強者で、競争社会で勝ち残れない人は弱者でした。

ところがリーマンショック以降、先の読めなくなった平成の時代では「変化への適応力のある人」が強者で、環境に適応できない人は弱者となりました。

その先にある令和の時代は、もしかしたら「弱みを強さと受け取れる」などという人が一番強いのかもしれません。

そして、もう一度振り返ってみてください。

競争社会で強い人だけが残ったわけではなく、環境に適応できる人だけが生き残ったわけでもないですね。

こんなふうに、私たちの遺伝子も「多様性」を選択してきたのです。

だから**「弱みは弱みであって、強さだなんて感じられない」なんて人も安心してください。**

遺伝子のはたらきで、私たちはみんなちゃんと生き残れるようになっているのですから。

4章

知らず知らずに自分をいじめていませんか

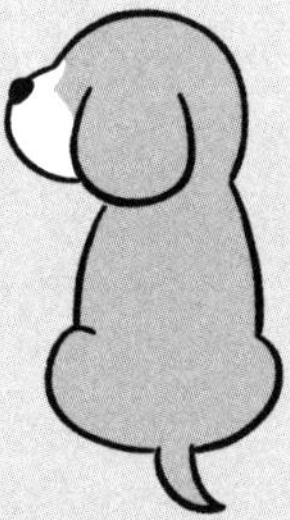

1　どんな人に対しても「ドッジボール作戦」でいけばいい

私たち「人間」はその字の通り、「人の間」で人と関わりながら生きています。人との関係のよし悪しで人生の質が変わるといっても過言ではありません。

気の合う仲間ならともかく、苦手な上司や嫌いな人ともなると、どんなふうにコミュニケーションを取ったらいいのかわからなくて悩んだことがあるでしょう。

そんな時は、ドッジボール式で考えてみたらどうですか。

小学生の頃、誰しも一度くらいはドッジボールをした経験があるかと思います。

簡単にルールをまとめてみると、

・ボールを投げて、相手に当てるゲーム
・外野と内野に分かれている

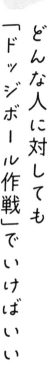

・投げられたボールをキャッチできればセーフで、キャッチできずに当たるとアウト
・ボールを当てられたら外野に移動し、外野から敵陣の内野の誰かにボールを当てると自分の陣地の内野に戻れる
・最後に内野の人数で勝敗を決める

というものです。

このゲームが面白いのは、ボールを当てられたり、取りそこねてボールを落としたりして一度外野に出ても、敵陣の内野の誰かにボールを当てればまた内野に戻れるという「無限敗者復活ゲーム」だということ。

そして、相手からボールが来た場合、受け取ってもいいし、逃げてスルーしてもよし。ボールを受け取った場合は即座に投げずに、ひと呼吸、ワンクッションおいて作戦を考えます。

作戦の一つが自分から敵陣を攻撃するというアクティブな攻め方。

もう一つの作戦は、外野にいる味方に一度ボールをゆだね、味方から敵陣に投げてもらうという、いわば「はさみ撃ち」の方法です。

このように**ドッジボールは、「自分次第」の要素が大きく、自由度の高いスポーツですが、これって人間関係や日常のコミュニケーションにもそのまま応用できる気がします。**

自分で自分の「陣地」をせばめていませんか

基本的なことですが、「自分の陣地」と「相手の陣地」の大きさは同じです。ドッジボールでは自分と相手の陣地の境界線は、お互いの真ん中です。

ところが、相手側のパワーが強いと感じると、陣地の境界線が自分寄りにあるように感じます。自ら陣地をせばめ、自分から相手にマウントを許してしまう傾向があるのです。これでは相手側が攻撃しやすくなり、相手のペースでゲームが進むだけでなく、攻撃される自分側の不安、恐怖が大きくなるのも当然です。

いうならば、「自尊心が低い」状態です。自尊心が低かったり、また、自尊心という感情が育っていないと、相手にとって攻撃しやすいボールを自分が投げたらどうしようと気に病んだり、仲間がどのようなボールを期待しているのか考えすぎて投げられなくなったりします。

そんな思いが頭をよぎったら、よく考えてみてください。自分が投げたボールを相手がどう扱うかはその相手が決めることです。相手がどう思っているのか顔色をうかがったり、相手の反応にまで責任を持つ必要はないですよね。

コミュニケーションの際も同じです。**相手の話をスルーするのか、あるいはその話を受け取って投げ返すのか、それとも外野の人に応援を頼むのかなど、自分自身がどうするのかだけに集中すればいい**はずです。

また、相手がどんなに立場が上でも強そうに見えたとしても、本来、互いの陣地の大きさは同じであるはずです。

心も本来の広さで勝負すれば、どんな相手であっても余裕を持ってコミュニケーションにのぞめるということを思い出しましょう。

2 「履き心地のいい靴」を探すように

何かを選択するとき、自分が選ぼうとしていることがはたして正解なのか、不安になったり、疑心暗鬼になることはありませんか？

「これがいい」という感覚は自分の内面のものなので、言葉で表現すること自体が難しいですし、それを完璧に証明することも不可能だからです。

現代では、点数やデータのような数値化されたものが求められますし、証明書や認定、資格などのお墨つきがあると安心感につながるのも事実です。

でも最後には、周囲になんといわれても、**自分が「しっくりくるかどうか」の肌感覚が大事なのではないでしょうか？**

2000年以上昔の中国。戦乱続きの激動の時代、人々の揺らぐ心を冷徹な目で観察した韓非《かんぴ》という人物がいました。

秦の始皇帝は「この人に会って話ができたら死んでもいい」とまで言い、その思想がまとめられた『韓非子《かんぴし》』を帝王学として熟読しました。

その中には、こんなことが書かれています。


ある人が靴がほしいと思っていました。

そこで定規で自分の足の幅や大きさ、高さなどを入念に測って紙に書き、市場に向かいました。

市場についたところで、せっかく準備してきたその寸法書きを家に忘れてきたことに気がつきました。そこでその人は、寸法書きを取りに家に帰りました。ところが、戻った時にはすでに日が暮れ、市場はしまっており、靴を買うことができませんでした。

のちに、自分の足で実際履《は》いて確かめればよかったのでは？　と聞かれたとき、「寸法書きは信用できるけど、自分の足は信用できない」と答えたのです。

人間不信の哲学の上に立つ、人の実体というものを冷静かつ客観的に見つめていた韓非が、「実際に履いてみなさい」「その上で自分の感覚を信じなさい」という結論に至っているのが興味深いところです。

こすれる、あたる、疲れる……足は一番正直です

いろいろ靴がある中で、あなたはどんな基準で靴を選んでいますか。

サイズが合っているのはもちろん、軽い、履きやすい、自分のファッションや用途に合う、丈夫、質がいい、飽きがこない、おしゃれ、好きな色や素材かどうか、などさまざまな条件があるでしょう。

でも最終的には、「履き心地」ということになりますよね。

そして、これは数値で表わすことができないものだったりします。

実際に靴に足を入れてみるまで、その感覚はわからないですし、試し履きの時はよくても、少し長い時間履いてみたら意外な場所がすれたり、あたったりしてマメや靴ずれになったり、予想外に疲れるということもあるでしょう。

友達づき合いや人間関係、仕事や職場、日常生活のあり方なども靴選びと同じではないかと思いませんか。

自分に合わないなどの違和感があったり、履き心地が悪くてマメだらけなのに、とりあえず履きつづけている靴になっていないでしょうか。自分が幸せと感じられ、そこにいてその人たちと一緒にいるのが気楽だったり、そのことをつづけていても苦にならない。そんな環境や習慣がベスト。

そんなベストな場所がまだ見つかっていなかったとしても、それは見つけている途上なのかもしれません。

あるいは、いまはちょっとまだ足になじんでいないけれど、もうしばらく履いてみよう、という状態なのかもしれません。もちろん、本当に合わない靴であれば、新しい靴に履き替えたっていいのです。

いずれにしても、ちゃんと自分の足が教えてくれるはずです。足はいつでも正直だからです。それを説明したり、誰かを説得して承認を得ることはしなくてもいいのです。

3 自分が「主人公」だとこんなに楽しい

人間と動物のもっとも大きな違いは何ですか？　と聞かれたら、あなたはなんと答えますか？

私は、「比べる」ことだと思います。

これまでの人生を振り返ってみましょう。「他の人と比べて自分は劣っている」と感じて自信をなくし、ダメな自分に希望を持てなくなったり、これからの未来に不安を抱えたことがありませんでしたか？

では、動物はどうでしょうか？

犬や猫などのペットもそうですし、虫や鳥、熊とかライオンとかも多分そうだと思いますが、「サル仲間のあいつと比べて自分はイケてない」とか「ペンギンと比べてカラスの自分はダメだ」とか悩んだり、落ち込んでいる動物って聞いたことがないですよね。

実はこの人類特有の**「比較する」という能力が、不安や落ち込み、失望などの苦悩を生み出す元凶なのかもしれない**のです。

他者が他者の都合で作ったルールにしたがうことが難しかったり、あるいはうまくいっている（ように見える）他者のやり方と同じように自分もしなければ生き残れないと危機感を持つのは、あなたが弱いからでも能力がないからでもありません。

そのシナリオは、他者の強みを引き出す他者のためのものであって、あなた自身の強みが活かされるものとは限らないからです。

「みんなと同じこと」をしないからいい

「俺か、俺以外か」の名言を生み出した、ホストで実業家のＲＯＬＡＮＤさん。
売り上げがすべてと考えられていたヒエラルキーを根本からくつがえした、異次元的発想力の人でもあります。

それまでのホスト業界では、1日で売り上げ額が3000万円を達成したホストがいると、今度は別のグループで4000万円の売り上げをあげるホストが現われる、といった熾烈《しれつ》な競争が毎日繰り広げられていました。

なんとかしてトップの座につきたいROLANDさんは、アップルの創設者・スティーブ・ジョブズのある言葉を思い出します。

「女性を口説こうと思って、ライバルが10本バラの花を送ったら、君は15本送るのかい？　そう思った時点で君は勝てないよ」

それでピンときました。「売り上げ」という「バラの本数」を競っていた東京新宿・歌舞伎町のホスト業界。だったら自分は「売り上げた額」ではなく、「売り方」で勝負しよう、と決めたのです。

ホストはお客さんにお酒を勧め、自分も一緒にお酒を飲むのが当たり前だったのですが、ROLANDさんは、「お酒を飲まない」という大胆な作戦に打って出ます。お酒を飲まなければ、安定した接客を提供できるからです。

また、お酒を飲んだら当然、車の運転はできないわけですが、飲まなければ車の運転もできるわけです。誰も自家用車で出勤しない中、自分だけカッコいい車で通勤すれば強力なアピールにもなるはずだ、と考えました。

みんなと同じことをしていても勝ち目はない、圧倒的差別化を図ろうということの大逆転の発想。そんなことをしているのはＲＯＬＡＮＤさんだけだったので、宣伝効果も高まって一気にスターダムにかけあがり、ホスト界の帝王と呼ばれるまでになりました。

ＲＯＬＡＮＤさんのメッセージは、

「それができるのは自分しかいない！　というシナリオを、自分のために自分で用意すること」

「自分が主人公の世界を生きてください」

ということではないでしょうか？

自分が主人公の、自分自身が最強のシナリオを書き出してみましょう。

そして、自分にしかない強さを生きていければいいですね。

4 心と体は想像以上に疲れている

入学や就職など新しいスタートを切ったばかりの時、あるいは引っ越しや転勤などで慣れない場所へ移る時、転職して仕事も人間関係も一から始めなければならないような時があります。

肩書きや役割、仕事内容、生活のパターンや時間配分など、あらゆる面でいままでとは異なり、とまどうことも多く、不安や自己不信におちいって前に進めなくなるようなことってありませんか？

そんな時は、好きな歌や音楽を聴いてほっとひと息ついたり、いつもよりゆっくり休む時間を取り、自分をいたわるようにしてみてください。

なぜなら**新しい環境へ適応するために、あなたが想像する以上にたくさんの体力や気力を使っている**から。自分が思っている以上に心身が疲れているからです。

ppからffへ——だんだん強くなるのが一番グッとくる

歌といえば最近、昭和を知らない世代にも80年代や90年代のヒットソングがひそかに流行しているのだとか。

その中に、ロックバンド・HOUND DOG（ハウンド・ドッグ）の代表曲、『ff（フォルティシモ）』があります。

聞いていると気持ちが不思議と明るく前向きに元気になるこの曲。メンバーの大友康平さんが宮城県出身なのにちなんで、仙台駅の発車メロディーにも使われているのです。

ちなみに、駅のホームで電車のドアが閉まって発車する前に流れる、この曲のサビの部分を聞くのが私の通勤時のささやかな楽しみだったりもします。

ところで、このff（フォルティシモ）とは、ご存じのように音楽記号の一つです。

「強く」を意味するｆ（フォルテ）を重ねることで、ffは「極めて強く」演奏することを示しています。その反対がｐ（ピアノ）で、pp（ピアニシモ）は「極めて弱く」です。

曲名通り、フォルティシモで盛り上がるこの曲も、冒頭はガンガンにぎやかな出だしではありません。ピアニシモからそっと、静かに始まるのです。

同じくかつてのヒットソングに広瀬香美さんの『ピアニシモ』があります。「ゆっくりと君のことわかってゆく」とか、「小さなことだって繰り返せば大きくなる」とか、「長い月日をかけて育てる喜びもある」などという歌詞がそっと、優しく、勇気を与えてくれるようなメロディーに乗って心の奥までしみこんでくるようです。

音楽記号には〝＜〟というマークもあります。「クレッシェンド」といい、演奏の際に小さい音から始めて、だんだんに音を大きくしてくださいね、という意味です。

最初から音が強いとクレッシェンドの効果が引き立たない。

だから演奏を始める時、静かな弱い音から始めます。

極めて弱いpp（ピアニシモ）から始めるからこそ、のびしろがあるのであり、これからの展開に広がりが出るのです。

こんなふうに、音楽ではp（ピアノ）を二つ重ねたppは〝より弱く〟の意味になりますが、心の世界ではpを二つ重ねたppは〝いまはまだ弱いけど、少しだけ積み重ねていってみよう〟ということなのかもしれません。

そうやってほんの少しずつ前に進んでいくうちに、気がついたら自然と強さが育っているのだろうと思います。

5 「弱いメンタル」と「柔らかいメンタル」

私はもともと茨城の出身です。

そして大学と研修医時代の8年間を東京で過ごし、地元へのUターンを経《へ》たのちに中国やアジアの中華圏で20年ほど暮らした経験もありますが、いまでは家も職場もある宮城が大好きです。

そこでひしひしと感じているのは、東北には世界に誇る「美しい宝」が3つあるということ。それは、自然、空気、そして人の心。

もうね、彼らの心の透明さといったらびっくり！　です。

精神科医をやっていて、むしろこちらが癒されてしまうくらいなのです。

前置きが長くなりましたが、誰しも困難な出来事が起きて、心が折れたり、落ち込んだりしていると、自分はメンタルが弱いのではないか？　と考えた経験がありますよね。

　大きな出来事ならまだしも、些細《ささい》なことでクヨクヨしてしまい、なかなか抜け出せないようなケースもあったことでしょう。なかには、「自分のメンタルが弱すぎるのではないか」と悩み、診察に来られる患者さんもいらっしゃいます。

　宮城に来てからは、そんなご相談を受けることが自然と増え、ある時ふと思い当たったのです。

　もしかすると、純粋で透明すぎるために自分のことが見えないし、触感が柔らかすぎるために自分のよさが感じられないのかもしれないのです。

　そして思いました。

　これこそが、『老子』のいう「至柔《しじゅう》」の世界なのだと。

　中国の古典が好きなので、つい、その世界が頭に浮かんでしまいます。

〝天下の至柔は、天下の至堅《しけん》を馳騁《ちてい》す。有る無きものは、間無《すきま》きに入る〟

「この世で最も柔らかいものは、最も硬くて頑丈なものを突き動かす。

まるで形を持たないものが隙間《すきま》に染《し》みわたっていくように」

また、『孫子』と同じくらい読みつがれてきた、中国の兵法書『三略《さんりゃく》』にも、

〝柔能く剛を制し、弱能く強を制する〟

「柔らかいものこそが硬く頑丈なものに勝ち、弱いものこそが強いものを打ち負かす」

と書かれているのです。

なめらかできめが細かく、そしてしなやか

よく、「東北の人は我慢強い」と言いますが、本質は水のように柔らかなもの。

あまりの柔らかさに、本人は悩みます。「自分は豆腐のメンタルです」と。

けれども私は思います。もうこの際、豆腐を極めましょう。**一番柔らかくて、口当たりがなめらかで、ほろほろっと溶ける純豆腐《スンドゥブ》を目指しましょう。**

純豆腐って、絹ごし豆腐よりもさらにしなやかできめが細かく、柔らかさが命。

なぜなら、純豆腐チゲの豆腐がもしもバリ硬の木綿豆腐だったら、チゲがおいしくない！　からです。チゲの辛さや、少し芯の残った硬めのキャベツや半熟卵のとろとろを引き立てて、全体に絶妙なハーモニーを作り出しているのはほかでもない、純豆腐のおかげなのです。

「そんなきれいごとを言っても、結局豆腐は単なる脇役でしょ？　だから本当はどうでもいいんでしょ」なんて思わないでください。

いわば、「物静かな立役者」であって、奥ゆかしい主人公なのです。純豆腐が入ってなかったら純豆腐チゲは存在できないのですから。

あなたの心がそんなにも柔らかいからこそ、この世界全体が美しいのです。

「純豆腐メンタル」の自分を肯定できたとき、自分を取り巻く世界をまろやかなものにしているのは、他でもない自分だったということに気がつくと思います。

純豆腐メンタルよ、永遠なれ。

6 「どれが人気か」なんて気にしなくていい

買い物をするときに色違いやデザイン違いがたくさんあると、どれを選んでいいのかわからなくなりますよね。

さんざん悩んだあげく、「どれが人気ですか」「おすすめはありますか」「みなさんは普通どう選ばれるのですか？」などと店員さんに聞いた経験はありませんか。

物選びならまだしも、進路や仕事上の方針など大切な決断であればあるほど、迷うことがあって当然です。

でも迷いすぎると、決められないばかりか不安がどんどん募《つの》り、自分には決められそうにない、いっそ他の人に決めてもらおう、などという具合に自分で選ぶことを放棄したくなってくることもあるでしょう。

こんな昔話を中国で聞きました。

ある人が家を建てようとして、道端《みちばた》を通り過ぎる人に、「どんな家がいいですかねえ。大きさとか、部屋の数とか、屋根の形とか、壁の色とか……全然わからないので教えてください」などと尋ねました。けれども尋ねられた相手は用途やその人の好みなどはまるでわからないので、返ってくる答えもさまざま、まちまち。

そもそも、尋ねられたほうも「どんな家だったらその人が快適で満足するか」なんてまったく見当もつかないので、適当に考えて、適当に答えていたのです。

そんなわけで、道ゆく人の意見はバラバラだったので、結局家を建てることができませんでした――おしまい。

人は、あなたの気持ちの詳細まではわからないもの。

この昔話は、大事なことを決めるのを人任せにしても、あなたの望む結果ではない可能性が高いよ、ということを教えてくれているわけです。

迷ったらその場で深呼吸してみる

外来の診察でも、「私、どうしたらいいですか？　自分で決められないので、先生が決めてください」などと頼まれることが時々あります。

そんな時は、**いったん深呼吸をしてもらい、「本当はどうしたいの？」と自分自身に問いかけてもらうようにしています。すると、ちゃんと「こうしたい」という思いはあるし、自分でそれを認識することもできます。**

それでも決めるのをためらってしまうのは、決めること自体がちょっと怖いからです。なぜなら決めることには責任が伴うからです。

自分で決めて失敗するのが怖いので、人に決めてもらいたくなるのです。

でも、人任せにするクセこそが「弱さ」のもと。

怖いから、と自分で決めることを避け、自分ではない他者に決めてもらおうとすること自体が「負け」であり「弱さ」なのです。

たとえ、自分が決めた結果が不正解で失敗だったとしても、不安ながらも悩みながらも自分自身で考えたそのプロセス自体が「勝ち」であり「強さ」なんです。

どんなにあなたのことを理解してくれている人であっても、またその道の権威で模範解答を導き出してくれそうな人であっても、「あなたにとっての本当の正解」まではわからないものです。仮にわかったとしても、それを選ぶかどうか決めることができるのは、この世でたった一人、あなただけです。

それは、「あなたが実際どう感じているのか」はあなた自身にしかわからないからです。

もちろん、独善的になったり、いっときの感情に流されて不本意な選択をしないよう、経験者や有識者に意見を求め、参考にするのも大切です。

それでも、最終的には自分で決める。

決めたことで起こった結果、自分の中で湧き起こる感情に自分自身で責任をとる。これを繰り返していくことで自然に「強さ」が身についていくのです。

7 「普通になりたい」の向こう側にあるもの

「普通になりたいんです」、とおっしゃる方が相談に来られることがあります。
くわしくお話を聞くと、なりたい「普通」の姿とは、

・安定した体調や感情で毎日を過ごしたい
・お互いを気づかい、まめに連絡を取り合うような友達がほしい
・家族や周囲の人たちと仲良く過ごしたい
・すこやかに楽しく暮らしていきたい
・平和でおだやかな人生を送りたい
・日常生活の中で充実感や達成感を感じたい
・精神的、経済的に自立したい

などといった、さまざまな意味合いがあるようです。

こういった「普通」にあこがれる思いは「普通願望」と呼ばれ、

「一般的な社会規範や期待に合わせて自分が生きられるようになること」

が前提で、その上で、

「仕事や学校で〝人並みレベル〟の成果を出して、良好な友達や家族関係の中で、みんなと同様に楽しく幸福な体験を、自分もできるようになりたい」

ということなのでしょう。

実は、「普通」という言葉を最初に日本に広めたのは福澤《ふくざわ》諭吉《ゆきち》といわれています。1万円札の肖像画でおなじみですね。

諭吉のしるした『学問のすゝめ』の本の中で、「人間普通日用に近き実学」という一文があり、「普通」という言葉は、「基本的な」「普遍的な」「一般に共通する」といった意味合いで使われています。

ところが最近では、この「普通」の使われ方もちょっと変わってきているようです。

「普通においしい」とか、「普通にかわいい」などの表現が、若い世代を中心に定着しているのです。

「人並み」はあなたが勝手に思い描いているだけ!?

三省堂国語辞典によれば、若者言葉の「普通」は「ふつうに」の形で、
・べつに変なところがなく、とても
・当然（であるかのように）
という意味で、21世紀になって広まった言い方なのだそう。

つまり「平均的」という大多数派への所属意識、長いものに巻かれている安心感こそが、「普通」を求める思いの本体なのだと思います。

また、「普通に」他の人とつながり、「普通に」共感を得ることで、自己肯定感や幸福感を高めたい、という思いなのかもしれません。

ところで、**自分の思い描いている「普通」は、はたして本当に「普通」なのでしょうか。**

自分が「そうであろう」と想像しているだけであって、自分が平均的だ、人並みだと考えているものが、幻想であり、思い込みかもしれないのです。

このことは、グラフという形で見てみるとよくわかります。

たとえば、いろいろなデータをまとめた「統計」を見ると、「平均値」と「中央値」という基準があります。

「平均値」とは、データの合計をデータの個数で割って得られる値。だからその数字は計算上出てきたもので、実態を反映していません。

次に「中央値」とは、データを大きい順に並べ替えたとき、ちょうど順番が真ん中になる値です。平均的とはどのくらいなのか把握するのに役立つ基準といわれています。

実際に、日本人がどれくらい貯金を持っているかというデータを例に見てみましょう。（総務省統計局「平成21年全国消費実態調査の二人以上の世帯の貯蓄額」）。

「平均値」は1521万円です。

「え〜、そんなにみんな貯金があるんだ」と落ち込むのはまだ早いです。なぜなら中央値は「900万円」だからです。

「900万すらほど遠い、自分は人並みじゃない」とへこんでしまった方、ご安心ください。グラフをよく見ると、大多数を占めるのは貯蓄額150万円以下の人です。150万円以下の中には、貯蓄が数万円の人や、中には0円という人も含まれているからです。

このように、データ上の「平均」や「人並み」を生きている人はごく少数ですし、みんなそれぞれ違っていて当たり前だということなのです。

「みんな違うのが当たり前」「自分は人と違っていても変じゃない」というのが、本当の意味での「普通」。そこを理解し、自分の基準を大切に生きていけばいいのです。

5章

8つの「しばり」から解き放たれてみると

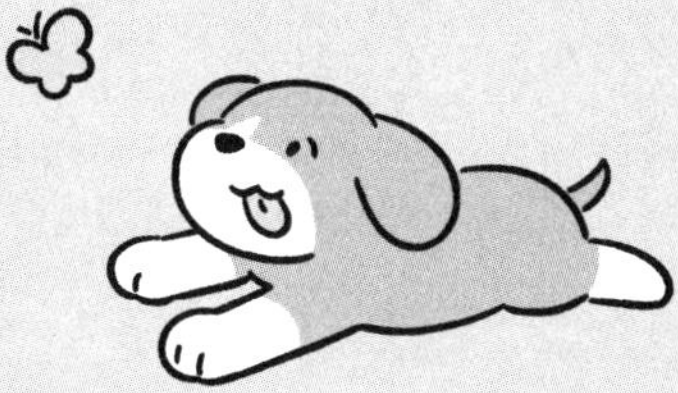

1

あせらない

へこたれない人生を送るのに大切なこと、それは〝**ペーシング＝自分固有のペースに従うこと**〟です。そのためには、あせって不慣れなペースを作ろうとしないことが重要です。

自分固有のペースでカギになるのは、「始まり方のタイミング」と「加速のスピード」です。

すぐにエンジンがかかる人、エンジンがかかるのにしばらく時間のかかる人もいれば、かかったと思ってもすぐ止まってしまい、何回かかけないといけない人もいるのです。

あるいは、車を運転する人なら経験があると思いますが、いつもならすぐにエンジンがかかるのに、冬の寒い日だとかかりにくいなんてことはありませんか？

こんなふうに、体温や体質、コンディションによっても、ペースにはいくらでもバリエーションがあるのです。

次に加速のスピードを考える上で、「摩擦係数」というものがかかわってきます。走り始めは摩擦が大きいので、なかなかスピードが出ないもの。きれいに舗装された道路では摩擦係数は少なくラクに加速できますが、でこぼこ道、砂利道では摩擦係数が大きく加速しにくい上に、車体は不安定になります。いずれにせよ、ある程度のスピードに一度達してしまえば、慣性走行、ニュートラルギアでラクに走れるというわけです。

車だけでなく、私たちの人生も同じだと思います。

エンジンがかかりにくかったり、なかなかスピードアップできないとあせりますが、一度走り出してしまえば意外にできてしまった、そんな経験はありませんか?

心配しなくても、燃料が入っていて故障でもしていない限り車は走ります。

あせらず無理のないペース配分でドライブを楽しんでいけば、ちゃんと目的地に到達できるものです。

じっくり、こんがり……時間をかけていい

私はよく、気になった物事があると、その漢字の語源をひもとくようにしています。

中でも気に入っているのは、漢字の神様・白川静博士の『常用字解』（平凡社）という辞典です。

あせるは「焦る」と書きます。

そもそもこの「焦」という漢字には、どんな意味があるのでしょうか？

実は、これ、鳥が3羽、網の上で焼かれている様子が字になっているのだとか。

身近な光景でいえば、備長炭《びんちょうたん》で焼き上げる「焼き鳥」といったところでしょうか。遠赤外線でじっくり、こんがり。

それが「焦」という字の始まりです。

でも、ジューシーに焼き上がるのにはそれなりに時間がかかります。お腹が空《す》いたから早く食べたい！　と人は待てずにヤキモキ、イライラするものです。そこから「焦り」という言葉も出てきました。

せっかく焼いているのだから、一番おいしいタイミングで食べたいですよね。だから、あせってはいけないよ、おいしく焼けるまでお待ちくださいね、という意味なのです。生焼けのままではおいしくないですしね。

こんなふうに、おいしいものができるには、ちょっぴり時間が必要です。お米も炊くことで、でんぷん質がアルファ化しないとおいしくありません。また、最近の発酵食ブームでも、酵母や酵素の力で、化学変化を起こし、味に奥行きやコクが生まれるわけです。おいしいものができ上がるには熟成時間が必要なのです。

ドライブも食べ物も、そして人生も、ゆっくり、じっくり、あせらずに、が合い言葉です。

2 比べない

同僚や知人の昇進や成功を心から喜べない……

SNSでのみんなの幸せそうな姿を見て、みじめな気持ちになってしまう……

そんな思いにかられたことはありませんか？

うまくいかない時、失敗つづきで心が折れてしまった時などは、特にそんなふうになってしまうもの。

おそらくどんな人も、比較しても無意味だし、何も生み出さない、変わらないことは頭ではわかっているはずなのです。生き方に優劣や勝ち負けはないし、人はそれぞれ違っていて、誰一人同じ存在はいないということもよく考えればわかることだからです。

それなのに人は、なぜ比較したり、その結果さらに落ち込んだり、嫉妬《しっと》してしまうのでしょうか？

私たちが人と比べてしまうのは、脳が〝ステータス（＝序列）〟を決めようとするから、です。これは人間特有のものではなく、より原始的かつ動物的なはたらきです。私たちが日々生きていくために備わったサバイバル機能の一つです。

たとえば、サル山の群れもそうですし、犬や猫などでもいわゆる〝マウント〟行動を取るのは、より高い序列にいる証《あかし》であり、強さの象徴です。強いものほど生存できる確率が増える、という原則にのっとっているのです。

人間の場合、ステータスの上下はその人にとってのその時の重要度で変わります。たとえば、成績、学歴、肩書や経済力だけでなく、コミュニケーション力や身長、容姿など実にさまざま。中には、持ち物やファッションセンス、運動神経などが判断基準の上位にくる人もいるでしょう。

こんなふうに、動物的な本能により、脳が勝手にステータスを判断してしまうのは仕方ありませんよね。

けれども、すべてのカテゴリーで自分が常に1番を取りつづけるのは不可能です。それに、常に人と比べていては、落ち込みつづけるしかありません。

「過去や未来の自分」とならOK

実際、自己評価の低い人ほど、人と比較しがちで、その結果さらに落ち込む傾向があります。これには、2つのパターンがあります。

一つ目は、いわゆる「マウントを取る」といわれている現象です。自分自身で自分の価値を見出せない場合、自分よりも下位の人と比べて「自分は優れているんだ」という感情を保とうとします。

二つ目は、逆に自分よりも上位の人と比較するケースです。特に抑うつ傾向が強い人がやりがちなのは、「比較の無限地獄」におちいり、「みんなは自分より優れていて、自分はダメだ」という観念を自ら強化してしまうことです。

では、こういった行動に対してどんな〝処方箋〟があるのでしょうか？

対策としては、「あえて比較し尽くしてしまう」ことが最も効果的です。でも、比較する相手は「自分」です。

これにも2つのやり方があります。

一つは、過去の自分と比べること。わかりやすい例でいうと、自転車や鉄棒の逆上《さか》がりがあります。できなかった時の自分と比べると、そこにできるようになった自分がいるわけです。

もう一つは、未来の自分と比べること。これは簡単でいますぐできることで試すといいでしょう。朝起きたばかりで歯磨きする前の自分は、した後の自分と比べて劣勢だ、となります。でも、起きたばかりなので、歯磨きができていなくても当然ですよね。

これらは、「だまされやすい」という脳の性質を利用した一種の脳トレです。脳が疲れて、比較することがバカバカしくなってくるのです。

このように、「自分と比べる」ことで脳を忙しくしていると、人との比較にあまり意識が向かなくなってきます。一度、試してみると面白いですよ。

3 人に合わせない

「人生はプラスマイナスゼロ」という言葉を聞いたことがありませんか。

人生、いいことがあればよくないことも起きる、そうやって自然に帳尻が合うものだ、という意味に使われています。

ところが、まわりを見渡すと、何をやってもうまくいっている、ラッキーな友達や同僚がいます。二物《にぶつ》も三物も与えられて幸せそうな彼らには、まるで、マイナスやネガティブというものは存在しないかのようです。

一方で、「つらいことばかり」、「努力が報われない」と落ち込んでいる自分。

自分の人生を振り返ると、いじめやパワハラのようなことばかりだったような気がしてきます。環境を変えようと転職したのに、どういうわけか、また同じようなことが起こってしまう。

悪いことが起きたのだから今度はいいことが起きないかな、と待っているのにずっとマイナス続きだし、負《ふ》の連鎖みたいになっているのはなぜなのだろうか。

神様は不公平だ――。そんなふうに感じたことがありませんでしたか?

自分があまりうまくいっていない時ほど、うまくいっている人の真似《まね》をして、自分に合わないものを追い求めたりするもの。

本心では気乗りしていないのに、他者の「成功モデル」に合わせて自分の本当の気持ちにふたをしたまま。まわりから評価や承認を受けることこそが「成功」であると信じ、認めてもらうために必死でいい子を演じ続ける……。

そんなふうに自分自身に嘘《うそ》をつきつづけているとなんだか疲れ果ててしまいます。

人生は本当に「プラスマイナスゼロ」なのか

「人生はプラスマイナスゼロ」という言葉の本当の意味は、「みんな裸で生まれてきて、何も持たずにこの世を去るという点においては、すべての人が平等だ」、ということです。ゼロから生まれて、ゼロになって帰っていくのです。

私たちもそうやって、オギャーとこの世に生を受けました。

そしてどんな人にも、遅かれ早かれ、今生《こんじょう》を「卒業」する日がやってきます。

有限の命なのであれば、自分の人生を思いきり素晴らしく生きたいと誰もが思っているはずです。

スティーブ・ジョブズは、人生を幸福に生きるコツについて、

「どんな人も、人生の時間は限られている。だからムダに他人の人生を生きないこと」

と語っています。


〝他人の人生を生きる〟とは、他人軸で回ること。

自分のペースやサイズとは合っていないので、居心地は悪いし、ちゃんと回ることができないのは当たり前。

まずは、自分のペース、自分の体調、自分の気持ちに合わせて今日一日を生き

てみましょう。

今日、あまりうまくできずに、やっぱり他人に合わせて疲れてしまった……。

それでもかまいません。

できなかったとしても、明日やってくる〝今日〟一日だけやってみましょう。

一日ずつやっているうちに、徐々に自分のペースがわかり、調子が戻ってきます。


自分を大切にすることは、決して〝自己中《じこちゅう》〟ではありません。

自分を大切にできる人だからこそ、自分同様に他者に対しても、作り物でない本物の思いやりの眼差《まなざ》しを向けることができるのだと思います。

そうしているうちに、自分だけがつらいのではないか、とか、この先やっていけるのかどうか、など気にならなくなってくるから不思議です。

4 ハードルを上げない

どんなことも最初からうまくできる人なんて、この世には存在しません。

はたからみて、最初からうまくできているように思える人であっても、実は単なるビギナーズラックだったのかもしれません。

どんな人でも、最初のうち偶然成功したとしても、どこかの時点でミスしたり、多少なりとも失敗を経験してきているものです。

人生は山登りに似ていると思います。

体力もなく、十分な準備もないのに、いきなり3000メートル級の山に登ろうとしても無理がありますよね。だから、**低い山から登ることが大切。**そんな私も低い山専門で山登りをしています。

ここで私が太白山《たいはくさん》へ登ったときの経験をお話ししますね。

太白山は、仙台市の西側にある標高320mのおむすびみたいに美しい三角形をしたお山です。麓《ふもと》はハイキングコースになっていて、緑も多く、気持ちのいい場所。「標高も低いし、楽勝だ」と鼻歌まじりに森林浴を楽しみながら登り始めました。

ところが、中腹までくると、いきなり状況が一変します。突如、ゴロゴロとした岩場が目の前に現われたのです。鎖《くさり》やロープにつかまらないと、到底登ることができません。

事前情報で、「結構ガチで登山になるから、女性はパンプスとかスニーカーで来ないでください」と書いてあり、ある程度の覚悟をしてきたものの、想像をはるかに超えていました。それ以前に、パンプスなんて履いてたら、絶対無理！

しかも、「これって直角か？」と思うほどの断崖絶壁《だんがいぜつぺき》です。登山道から身を乗り出して下を見てみると、すぐ目の前に谷底がはっきりと見えます。

実は、私、ものすごい高所恐怖症なのです。まさにガケっぷちに立たされた自分。登るのも地獄。かといって引き返すのも地獄。

「進退きわまった」時だって

どうする？

もう無理！

このまま遭難するのか？

山岳救助隊とか来ちゃうのか？（笑）

文字通り進退きわまり、その場でうずくまっている私は「ヘタレ京子」そのものでした。とはいえ、一人で来たし誰も助けてくれないので、どうするのか自分で決めないといけません。呼吸を整えて、自分の「内側」と対話してみました。

結果は、「引き返すにしても怖いのは同じ。せっかくここまで来たし、『怖い』が『「怖い」の2乗か3乗』になるだけのことだから、ビビりながらも頂上を目指そう」でした。そりゃあ、怖いし、生きた心地はしなかったです。でも一歩だけ前に足を出すことしか考えず、黙々と登っていったのです。

唯一のなぐさめは、行き合う人たちから、

「ゆっくりでいいですよ」「大丈夫ですよ、ゆっくりで」

と、ニコニコしながら優しい声がけで励ましてもらえたこと。

こんなふうに、苦労してやっと登った太白山。山頂からの景色が素晴らしかったです。そして飲んだお水のおいしかったこと！

おわかりでしょうか。**低い山であっても予想外に険しかったり、まさかの難所というものもあるのです。**これが高い山だったら、確実にもう無理だとあきらめていたと思います。あれだけきつかった登山ですが、下山時は多少まわりの景色も見えるゆとりができ、不安、怖い、もう無理かも、とヘタレていた自分もひっくるめて、楽しい体験となりました。

何よりも感動したのは、自分は一人で孤独なようでも、実は周囲からたくさんの声援をもらっていることに気づいた時です。

後日談ですが、宮城に日本で一番低い山があることを後になって知りました。仙台市の海辺にある日和山《ひよりやま》。標高は3mですが、国土地理院が認定したれっきとした山なのです。今度職場のスタッフと一緒に登りに行こうと話しています。

5 過去を取り戻そうとしない

過去にやりたかったのにできなかったこと、やってはみたけど失敗したことがあると、ことあるごとに思い出して後悔の念にさいなまれることってありますよね。そして、「失われた過去を取り戻そう」「心機一転、巻き返そう」と奮起することもあったでしょう。

あるいは、

「昔はあんなに素晴らしかったのに、今の自分ときたら情けない」

などと、「過去の栄光よ、もう一度」という気持ちになったことがあるかもしれません。**そもそも過去とは、現在にすでに存在していないものです。そういう意味で、幻影です。**ドン・キホーテが風車と戦うようなものなのです。

そのドン・キホーテの物語ですが、どんな内容か改めてみてみましょう。

とくに躁《そう》とうつのようにアップダウンが激しく、ジェットコースターのような不安定さに悩んでいる人が、自分を理解するために役に立つので、しばしおつき合いください。

あらすじは――。

「騎士道本」にのめり込んだ主人公、アロンソ・キハーノ。騎士道本とは16世紀にスペインで大流行した小説のジャンルです。勇敢な騎士たちが恐ろしい巨人や魔法使いと戦い、とらわれの姫やさまざまな苦しみの中にいる人々を救い出すというもの。

主人公は騎士道本にすっかり魅了され、夢中になりすぎるあまり、「この素晴らしい世界はすでに失われてしまったが、過去には実在した」と錯覚し始めます。やがて「自分こそがこの理想の世界を現代に実現させるのだ」、という妄想《もうそう》にとりつかれてしまいます。そして主人公は自らを「騎士ドン・キホーテ」と名乗り、自称「義侠《ぎきょう》の士」として諸国漫遊の旅へと出発するのです。正義感と潜在的な英雄へのあこがれから、主人公は奇行を繰り返します。他者から見れば徒労であり、滑稽《こっけい》にさえうつりますが、本人はいつだって大真面目《おおまじめ》。そんな壮大な冒険が『ドン・キホーテ』です。

誰にも「好調の時」と「不調な時」がある

この物語の一番のハイライトは、ドン・キホーテが実際に風車を巨人と信じ込み、突撃するというあの場面です。風車に突撃したドン・キホーテは、風車の羽に突き刺した槍《やり》ごと吹っ飛ばされて宙を舞い、地面に叩きつけられてしまいます。

それを見た付き人のサンチョには、「やれやれ、なんてこった！」とあきれられます。するとドン・キホーテは、

「わしから巨人退治の栄誉を奪うために魔法使いめが巨人を風車に変えおったにちがいない」と。（『ドン・キホーテ』第1巻、セルバンテス作、牛島信明訳、岩波文庫）

とはいえ、はちゃめちゃな主人公がどこか愛おしく感じるのも、私たちの実人生で似たような経験があるからではないでしょうか。そして、これこそが躁うつ

のシーソーゲームから抜け出せない根本原因の説明だったりします。

うつのとき、本来の自分はこんなはずじゃない、元気に見せようとエネルギーを使おうとします。

一方、躁寄りになってくると、今度は心機一転巻き返し、名誉挽回をはかろう、いいところを見せようとします。そして全力疾走した結果、疲れてまたうつになってしまうのです。

本来、感情の波は直線のように一定ではありません。

理由なく好調な時もあれば、なんとなく不調という時も必ずあります。好調な時は好調さをそのまま楽しめばいいし、不調な時は休みを取ったり、人生というコマの回転数を少しゆっくり目にするだけでいいのです。

過去にできなかったことを今、取り戻そうとしなくても大丈夫です。それは、過去の負債を未来に向かって利息だけ返しているようなもの。

「いま、ここ」でできることを、積んでみることから始めてみましょう。

6

「損得」で考えない

あなたは、自分の弱さや不甲斐《ふがい》なさのために「人生損してばかりいる」と感じたことはありますか？

そればかりか、ただでさえ弱いのに、なぜか自ら進んで貧乏くじを引いてしまうことすらあったかもしれません。

そして、

「もう損はしたくない」

「これ以上『心の負債』を増やしたくない」

という気持ちばかりが強くなっていきます。

それが高《こう》じると、物事をすべて「損得」で判断するようになってしまいかねません。

ところで、人はなぜ損得で物事を判断しようとしてしまうのでしょうか？

このことを理解するには、経済行動心理学の「プロスペクト理論」が役に立ちます。これは、**「人は損失を避けたいと思うあまり、合理的ではない選択をしてしまう」**という意思決定に関する理論です。

プロスペクトとは「見込み、展望、期待」といった意味ですが、これは確率的な意味合いでの期待のことです。人はなんらかの「見込み」によって期待値を歪《ゆが》めてしまい、客観的な事実に基づいた合理的な意思決定ができなくなる、ということなのです。

ちょっと難しいのでわかりやすい例をあげると、割引キャンペーンや「○個買うと△%オフ」などの魅力的な言葉に乗せられて、買う予定のなかったものを買い物カートに入れる羽目になったり、1つでよかったものを2つも3つも買ってしまった経験はありませんか。

こういった場合も、自分は決して「得したい」と思ったわけではなく、ただ

「この機会を逃すと損かもしれない」という考えが働いただけです。

つまり、「人間は『得したい』という考えよりも、『損したくない』という思いが強い生き物である」ということなのです。

人間はこのような性質をもともと持っているため、損しないように行動すればするほど、その結果損してしまうということも大いにあり得るわけです。

◎「損しないか」より「幸せにつながるか」

そして、これはお金に関することだけではありません。

今日のランチ何食べる？　から始まり、週末の旅行の交通手段やホテル、どんなスケジュールで動くのか。

あるいは進路だったり、転職、パートナー選びなどなど、日常生活のみならず人生のあらゆる場面で私たちは選択をしなくてはなりません。

「損しない＝勝ち」という図式に強いこだわりがあると、いったい何のためにそうするのか、自分の人生は誰のために、どこを目指しているのかわからなくなってしまいます。これでは、あなたの人生において得をしたということにはならないはずです。

つまるところ、私たちのすべての行動は本来、「幸せになる」ところへ向かっているはずなのに、です。

もしもそうであるなら、**選択する際には、それが好きだったり、プロセスが少しでも楽しそうだったり、喜びを感じられそうなもの、あるいはどちらのほうがより心が動くのかで判断したほうがいい**のです。

すると、たとえ「頑張ったけどダメだった」などの場合でも、結果がどうであれ、とにかく楽しかった、やってよかったということになり、心の中には満足感が残るというわけなのです。

7　自分に厳しくしすぎない

自分は不完全だ。

まだまだ至らないところだらけだ。

そんなふうに感じて、額《ひたい》に汗し、自分にむち打って努力する健気な私たち。本当にお疲れさまです。

仮にこの考え方を、毎日毎日、来る日も来る日もつづけるとします。それはやがて習慣になり、最終的にはゆるぎないポリシーにまで育っていきます。

こうしてでき上がった考え方が「完璧主義」です。

そして、学校や会社、時には家庭であっても、
・相手が期待している以上の結果を出せるよう、自分に我慢や無理を強《し》いる

・何事もきっちり取り組まないと気がすまない
・いつまでも休んでいてはいけない、と疲れを引きずってでも動こうとする
・ムダづかいをなくし、厳しく節約しなくてはならない
・ダイエットして体重や体形を管理しなければいけない

などと**プライベートでも完璧にやり抜こうとし、ストイックにルールを定めて守ろうとします。**

こうやって書くと、「完璧主義」はいけないもののような感じがしてくるかもしれません。でも、それは違います。私は、「完璧主義」こそ人類が生み出した最高の発明だと思っているのです。

だってですよ。こういった自分に厳しい人は、

・責任感が強い
・細かい作業をていねいに行なう

・利他的に考え、動く

という美学を内に秘めているのです。

何よりも、自分の属する組織に対して「自分は何ができるだろう」というスタンスで動けるのは、素晴らしいことですよね。

反対にマイナス面というのもあります。

・自他に対してミスや失敗を許すことができず、頑張り過ぎてしまう
・いつも気が抜けないので、精神的ストレスを溜め込みがち
・準備万端かどうかが気になり、始動が遅れやすい

などがあるでしょう。

では、「完璧主義」のよさを活かし、弊害をなくすにはどうしたらいいのでしょうか？

カンペキ主義は〝簡癖〟主義に

そのためには、完璧主義をつづけながら、もうひとつ、「簡癖《かんぺき》主義」も同時進行で行なっていけばいいのです。

「完璧主義」の定義とは、100点満点から「できなかった」ことをマイナスしていく減点方式のこと。

「簡癖主義」の場合は、はじめから40点のボーナスポイントがなぜかついています。お得ですよね！（笑）。

だから、ゴールは60点でOK。

そのゴールを目指して、できたことを順に加点していきます。

「だいたいね」

「まあ、こんなもんでしょ」

これを勘《かん》を頼りにつづけていきます。

「簡癖主義」は「勘癖主義」でもあります。

これだけです。

なんだかテキトーそう、いい加減でダメな自分になりそうなんて心配しなくても大丈夫。

「主義」なので、これはこれで「完璧」にやらないといけません（笑）。まずはやってみましょう。


なお、「簡癖主義」には、2つだけルールがあります。

①時間が来たらいったん終わりにする

まずは制限時間を決めます。そして、「このくらいかな」というおおよそのペースでいったん最後まで進めます。

時間が足りないようなら、また追加すれば大丈夫。時間が余るのであれば、その残った時間で細部を見直すのもいいでしょう。

すると、途中のプロセスにこだわりすぎることが自然になくなります。

②何でも自分でやろうとせず、人に任せる

やるべきことが多すぎるのに、責任感からすべて自分一人で抱え込んでいるなんてこと、ありませんか。

人に任せたり、人の力を借りて物事を進めたりすることで、予想以上の仕上がりになるということだってあります。

たまには、〝シェフのお任せ料理〟を注文するみたいに、未知の領域を楽しんでみていいのです。

8 「できない」と決めつけない

才能がない
実力が足りない
理想が高すぎる
身の丈に合わない
お金がない
歳を取りすぎた
一度失敗したことがある
……

だから、自分にはできない。手が届かない。どうせ無理だ。そんなふうにあきらめようとしたこと、ありませんか？

でも、ちょっと待ってください。実はこれ、全部言い訳です。

「できない」の裏側には、こんな心理が2つ隠れています。

第一に、「今まで経験したことがない」「やったことがない」ために先が読めず、不安なだけという心理。未知のものに関しては、知らないために想像がつかないので、前に進むのには不安や怖さがつきものなのです。

第二に、失敗することが怖いという心理。だからこそ、バンジージャンプ級の恐怖感を感じるのです。そして、「ダメだ」とか「無理だ」と早々に決めつけ、なかったこと、やらなくてもいいことにして、一時的に安心を得たいのです。

でも本当のところ、内心は、「やってみたい」し、「成功したい」し、「それを手に入れたい」のです。

結果がどうなるのか。実際にやってみるまでは、自分も含めて誰にもわかりません。

けれども、未来はわからない、どうなるのか知らないからといって、やらないと決めつけてしまうのはもったいないですよね。

もしかしたらうまくいっていたかもしれないのに、自分が「できない」「やらない」と決めてしまい、せっかくのチャンスをみすみす見逃すことになるわけですから。


もしも未知のものに出くわした時は、次の選択肢の中から好きなものを選んでみましょう。

二択だと不安で決められない、という人もいるので、ここはあえて三択にしてあります。

①知る→理解する→なじみがあるレベルになるまで慣れる、徹底的に勉強するなどの準備に時間とエネルギーを割《さ》く
②いのごの言わずにとりあえず飛び込んでみる、やってみる
③成功するかもしれないチャンスをあえて見逃してみる

どうでしょうか？

こうすると、①か②でやってみたい気持ちになりませんか？　③を選ぶにしても、悩んだ上に選択した結果ですから、悔いは残らないでしょう。

失敗しない一番の方法とは

失敗の定義はいたってシンプル。

あきらめた時、初めてやってくる。

ただ、それだけです。

経営の神様・松下幸之助も、

『世にいう失敗の多くは、成功するまでにあきらめてしまうところに原因があるように思われる。最後の最後まであきらめてはいけない』

という言葉を残しています。

また、元・プロテニスプレーヤーの松岡修造氏も、
『１００回叩くとこわれる壁があったとする。でもみんな何回叩けばこわれるかわからないから、90回まで来ていても途中であきらめてしまう』
と言っているのです。

自分の心の中に、「やってみたい、あきらめたくない」気持ちが、もしもーミリでもあるのなら、できないと決めつけずに、まずはやってみるようにしましょう。

思いもよらないタイミングで、運命の扉が開かれるかもしれないのですから。

6章

〈実例紹介〉

立ち止まると「なんだ、そうだったのか」と思えた

この章では、ちょっとしたヒントで自分を立て直していった6名の方々の事例を見ていきます。

プライバシー保護のため、表現は一部変更しています。

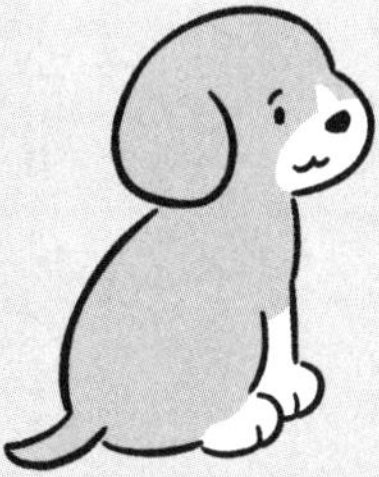

1 自分のペースなら仕事ができるのに……

（Y子さん・23歳）

繊細で敏感なY子さん。

どんなことにも慎重に取り組むため、いろいろ時間がかかってしまいます。また、何かを決めるにも、「どちらがいいのだろう」と迷ってしまい、なかなか決められません。

23歳になったそんなY子さんですが、小さい頃から母親が苦手でした。

思いついたらすぐ行動するY子さんのお母さんは、1日中何か用事を見つけては体を動かしているタイプ。

Y子さんが「さあ、はじめようかな」と腰を上げようとすると、「もっとテキパキ動きなさい」と出鼻をくじかれてしまいます。

高校3年の時もY子さんが進路を決めかねていると、お母さんが「ここにしなさい」と短大家政科への進学を決めてしまいました。

Y子さんは、**自分の人生をお母さんにコントロールされていると感じ、いつも窮屈でした。**そのため、短大を卒業したら実家を出ると決め、アルバイトで独立資金をためていきました。

そして卒業後は、アルバイト先のカフェでそのまま働くことになり、希望通り、実家を出て一人暮らしもはじめました。

短大では栄養学の勉強や調理実習もしていたし、キッチンで軽食やスイーツを作るのは楽しく、また自立できたことがうれしくて、あっという間に数年が過ぎていきました。

あるときから、このカフェがおしゃれな外観とメニューで「インスタ映えする」とSNSで評判になり、行列ができるようになりました。お店を回転させるためには、キッチンだけでなく接客の動作もこれまで以上に機敏にしていかないと回りません。

そんなある日、店長から「提供までに時間がかかりすぎる」と注意を受けました。そこで、なるべく短い時間で提供できるようにと集中していたところ、今度は、「お客さんが呼んでいるのに店員が来ないと苦情が出ている」と注意されたのです。

Y子さんは、どうしたらいいのかわからなくなり、翌朝、身体がまったく動かなくなってしまいました。出勤してこないし電話にも出ない、と店からの連絡を受け、お母さんが様子を見にいくとY子さんは布団の中でうずくまっていました。

その後、Y子さんはお母さんに連れられて精神科を受診。

Y子さんは自分自身を「HSP（繊細さん）」と表現しましたが、診察してみると軽度の自閉症傾向もあることがわかりました。

このため、一つの物事に過度に集中し、マルチタスクが苦手なこと、決められた順番で作業をすることは得意である反面、とっさの対応を求められた時にパニックになることもわかりました。

2回目の診察では、お母さんとカフェの店長さんも一緒に来院。

「今まで単に優柔不断で弱い子だと思っていました。何も知らずにかわいそうなことをしてきました」

と、お母さんはY子さんの前で涙を流しました。

店長さんも、

「ちょっと店が有名になったからと、自分も浮き足立ってました。本当はY子ちゃんみたいに店を愛してくれる人を一番に考えなきゃいけなかった」

と、Y子さんの体調やペースを尊重した働き方を提案。

また、一人暮らしでは経済的にも体調的にも負担が大きいため、実家に戻ることにもなりました。Y子さんも、「なんでも母が決めてしまうのがイヤだったけど、自分も意固地になっていたかもしれません。これからはもっとラクに考えます」と話してくれました。

こんなふうに、**心をほどいていくことで、無理なく自分のペースで仕事をつづける道が開けていくこともあるのです。**

2 一度、休学してしまっても……

（B子さん・大学2年）

B子さんは経営学部に通う大学2年生です。

税務・会計事務所を経営している父親を見て、深く考えずにこの進学先を選んだそうです。

1年目は授業自体が新鮮で、また、カフェでのバイトや美術サークルでの活動など、楽しく過ごしていました。

ところが2年目になり、B子さんいわく、「人生最大の失敗」をおかします。

将来、税理士を目指すなら取っておいたほうがいいよ、とサークルの先輩にすすめられて入った「簿記ゼミ」。しかし、入ってみると、経理や帳簿など生理的に受け入れられない自分がいました。あのエクセルのマス目を見ただけで虫酸《むしず》が走るのだといいます。

さらにゼミの担当教官の〝陰キャ〟ぶりが最悪とのこと。担当教官に「ゼミでの態度が消極的」と目をつけられてしまったB子さん。

プレゼンでのちょっとした言い間違いや提出物の遅れも減点対象とされ、「このままだと単位はやれないぞ」と何度もプレッシャーをかけられる始末。

そうこうするうち、教官に呼び出されるたびに、身体が震えて止まらなくなりました。**しばらくすると強い不安と倦怠感《けんたいかん》で朝起きられなくなり、ゼミだけでなく、他の授業も休みがちに。**

そして最後にはとうとう、担当教官が予告していた通りに単位を落とし、留年することになってしまったのです。

それまで順調に進んできたはずの人生が、ここでまさかの挫折。屈辱的でした。B子さんは心身のバランスをくずし、休学届を出すことにしたのです。

そして、半年ほどはほとんど外出もせず、文字通り家に引きこもっていました。また気分の変動が激しく、ちょっとしたことでイライラし、家族に激しく八つ当たりすることもしばしばでした。

そんなある日、中学時代に親しかった同級生からLINEがきました。同級生は中学時代に美術部で知り合った仲良しで、同じ大学に2年前にできたばかりの生活デザイン学部に通っていました。

新しくできた美術館のカフェに行かないかと誘われ、「そういえば、自分は美術が好きなのだった」と思い出したB子さん。**半年も大学をサボって引きこもっている自分に引け目は感じましたが、思い切って同級生と出かけてみることにしました。**北欧の現代アートがテーマのこの美術館は、絵画や彫刻などの作品をはじめ、インテリアから服飾、ライフスタイルまで幅広い展示が斬新《ざんしん》です。まるでオブジェのようにおしゃれなカフェでお茶を飲みながら、B子さんは思い切って現状を同級生に話すことにしました。

すると同級生は、

「北欧ってね、休むこともアートなの。それにね、1年中森の中に一人で住んでいて、ぜんぜん人と会わない暮らしをしている人も珍しくないの。日本と違って引きこもりが立派な文化になってるみたい」

と話しました。聞くところによると、同級生が所属する生活デザイン学部では、ライフスタイルの多様性なども学ぶのだそう。B子さんは、もし復学するなら経営学部ではなく、同級生のような学びができるところがいい、と考えました。

大学の学生課に転部願いも出してみましたが、留年していて休学中の転部は認められないとのこと。また両親からも、「勝手すぎる」と猛反対を受けました。そこで両親にかけあい、「経営学部に復学してちゃんと卒業する。もしも成績がよかったら生活デザイン学部に転編入して勉強させてもらえないか」と交渉しました。両親は復学するモチベーションにもなるし、卒業する頃にはまた気が変わるだろうからと、この申し出を承諾しました。

こうしてB子さんは、次の年度から復学し、前期の成績は学年で3位だったそうです。

3 人前でのプレゼンが苦手と思っていたけれど……

（Cさん・34歳）

大手建設会社の東京本社で営業職を務めて8年目のCさん。

もともと人づき合いや人前で話すことが大の苦手。大学生の頃から「社交不安《しゃこうふあん》障害《しょうがい》」で精神科クリニックに通院をつづけてきました。

大学進学の際、建築学科を選んだのも「設計図を片手に工事現場にたたずむ無口な現場監督」のイメージがあり、人との接点が少なく自分に向いていると思ったからなのだそう。

入社して数年は、思い描いていた通りの仕事を淡々とこなすことに充実感を感じていましたが、8年前、突然、営業部への異動の辞令が出たのです。

よりにもよって一番苦手で、なんとしてでも避けたい部署に自分が飛ばされるとは。奈落の底に突き落とされたような気分になり、「死刑宣告よりもむごいと感じました」とＣさん。それでもＣさんは、精神科クリニックから出される抗不安薬を飲みながら、なんと8年も頑張りつづけたのです。

そんなCさんに、再び試練がやってきました。東北支店営業部への異動でした。不慣れな場所への初めての転勤。加えて、8年も耐えてきた〝修行〟がまだつづくのかと考えると気が遠くなる思いでした。

東京のクリニックからの紹介状を手に来院されたCさんに、営業のどんなところが苦手なのか、大勢の前で話すことのどんな点が苦痛なのかを掘り下げてみました。すると、社内や取引先の人にどう思われているのか＝「自分がダメな人間だと思われているに違いない」と考え、不安になっているようでした。

カウンセリングをつづけていくうちに、元来のあがり症のほか、同僚たちと自分を比べて自信をなくしていることや、会議だけでなく営業の一環で行なわれる接待も苦手なことが判明しました。

自分自身をどうみているのかの問いに対してCさんは、

「自分は口下手だから、同僚みたいなキレのいいプレゼンができない」

「接待の席で、気の利いた冗談でなごませたり笑いを取ったりすることができない。まわりからは仕事のできないやつだと思われている」

「営業なのに人づき合いが苦手なのは致命的」

とのこと。

しかし、本人がそこまで苦手意識を持っているにもかかわらず、なぜCさんが営業部にばかり配属されているのか、私としては逆に興味がありました。

そこでCさんに、以前の上司や同僚にCさんの人柄や仕事ぶりをどう思っていたのか、率直な考えを聞いてみては？　とアドバイスしました。

「こんな異動は会社からの罰ゲームか、無能な自分への当てつけだと思います」

と最初は抵抗していたCさん。

しかし先日、たまたま以前の上司から「元気にしているか？」とメールが来たため、思い切って、Cさんのことをどうみていたのか聞いてみることにしたので

す。すると、すぐに返事が来て、

「C君の朴訥《ぼくとつ》で誠実な人柄が営業に向いていると思った。営業というと、イケイケタイプの押しの強い人間を想像するけど、お客さんにしてみれば〝売りつけられる〟という圧迫感も感じやすい。C君はこちらの都合ではなく、お客さんの立場で親身になって相談に乗れる人間だ。だからお客さんからの評判もよかったよ」

と予想外の、いや、想像以上のお褒《ほ》めの言葉にCさんは驚いてしまいました。それまでは早口気味にまくしたてる同僚の営業こそがスタンダードであって、自分のほうはダメだと感じていたからです。

さらにメールは、「君のような〝現場感〟を持って営業にあたれる人間が営業部にいると安心感がある。東北支店ではまさに君のような人材が必要なのだと思うよ」としめくくられていました。

それからというもの、Cさんは**自分と他の人とを比較せず、「自分の営業スタイル」でつづけていくことにしたのだそうです。**

4 不慣れな環境、人間関係だったところを……

（Fさん・26歳）

Fさんは機械のメンテナンス会社に勤務する26歳の男性です。

小学生のとき、社会の授業で工場見学に行ったのがきっかけで「工場萌《も》え」に。高校から電気工学系の専門学校に進学。工場勤務に必要な資格も取得して、卒業後は希望通り「機械に囲まれた生活」を手に入れたのでした。

Fさんいわく、非常に〝ホワイト〟な会社で、残業や休日出勤もほとんどなし。上司や同僚にも恵まれ、休日は近郊のキャンプ場へ職場の仲間たちと出かけたりしました。また、一人でゆっくりしたい時には車を走らせ、県内で一番大きな図書館へ行き、図鑑を見たり、併設のカフェでのんびりくつろいだりと、絵に描いたような幸せな生活を謳歌《おうか》していました。

ところが、ある日「愛知県の工場へ出向」を言い渡され、人生が一変します。実はFさん、それまで宮城県以外で生活をしたことがありませんでした。不安を抱えて愛知に向かったFさん。その不安は現実のものとなってしまいます。

出向先は車の部品を作る工場でした。宮城の工場とは違い、残業や休日出勤も当たり前。その上、朝礼で声出しや挨拶などを徹底して行なっていました。

少しでも声が小さかったりすると、朝礼の後にチーム長から呼び出され、

「挨拶がなってない」

「やる気があるのか」

「宮城に帰れ」

などと1時間にわたり、説教される日が続きました。どちらかというと物静かでおっとりしたFさんですが、決して挨拶をしないわけではないし、好きで選んだ仕事ですからやる気もありました。ただ、**チーム長好みの明るくてノリのいい性格ではなかったというだけで、理不尽な叱責を受けていたのです。**

Fさんは、東北人気質の我慢強さで耐えていましたが、しだいに朝、目を覚ま

すと強い不安感におそわれるようになりました。「また今日も叱られるのでは？」と想像しただけで動悸《どうき》、頭痛、吐き気も出るようになりました。

ふらふらになって出勤すると、チーム長から、

「注意したのにまだ直っていない」

とさらに厳しい指導をされるという悪循環におちいっていきました。

半年ほどたったある日。

ついにFさんは出勤できなくなり、近くの病院を受診。

担当医のすすめもあり、宮城の実家へ帰り、療養することになりました。

Fさんの実家は、先祖代々営んでいる小さな温泉旅館。鳴子《なるこ》や秋保《あきう》など有名な温泉郷には及びませんが、蔵王《ざおう》にも近い自然の豊かな場所です。

もともと泉源は2つありましたが、東日本大震災の後から1つが枯れてしまい、経営がうまくいっているとはいえない状況が続いていました。

優しい両親はFさんに何も言いませんが、自分の不甲斐なさに申し訳ないやら

悔しいやらで、Fさんの気持ちはさらに落ち込んでいきました。

そんなFさんでしたが、「うつ病」治療のために2週間に一度来院しつづけ、来るたびに元気になっていきました。Fさん本人は、

「薬が効いて食欲も湧いてきました。朝のつらさや疲労感もだいぶラクです」

と言っています。よく聞いてみると、Fさんは抗うつ剤を飲みながら、毎日実家の温泉に入っていたのだそう。**どうやら抗うつ薬と温泉の相乗効果で、通常よりも回復が早かったようなのです。**

私がそんなお話をすると、Fさんは俄然《がぜん》、実家の温泉に興味を持ち始めました。いろいろ調べると、この地域の温泉は昔から「神経の病に効く」との言い伝えがあるのだとか。また専門学校時代、掘削《くっさく》会社でインターンをしたことも思い出し、

「新しい泉源もまた掘ったら出るかもしれない」

と思い立ちました。湯治《とうじ》にも興味を持ったし、掘削や泉源管理、湯守もぜんぶ機械で管理するから、自分にはうってつけの環境とのことで、Fさんは実家の手伝いをしながら、しばらくリハビリをつづけていくそうです。

5 「うまいことやっている人」のことが気にかかり……

（Kさん・41歳）

41歳の男性、Kさんのお話です。

地方の国立大学を卒業後、大手流通会社に就職。数年後、年収の高さにひかれて製薬会社のMR（医療情報担当者）へ転職しました。

本人いわく、「お金や出世に貪欲《どんよく》な野心家」なんだとか。来春の社内の昇進試験に向け、昨年から準備を始めましたが、ネックは英語のヒアリング。

医薬業界でも国際化が進み、英語の論文を読んだり、国際学会などへの参加の機会も増えており、希望する役職に就《つ》くためには、TOEIC600点以上が必須なのだそうです。

そこでKさんは、会社が推進する英語教育プログラムに参加することにしました。

もともと勉強熱心なこともあり、通勤時間や昼休みなどのスキマ時間もしっかり利用して8カ月間コツコツと勉強をつづけ、見事にTOEIC650点を取得したのです。

ところが着々と準備を進めていた矢先、大きなショックがKさんをおそいます。同じ年に中途入社した同期が異例の昇進をすることになったとのこと。しかも通常、異動は春のはずが、急遽《きゅうきょ》エリア責任者として今秋から関西支社に着任が決まったというのです。

外向型で上層部へのアピールにもソツがない同僚に嫉妬するやら、自分の無能さに腹が立つやらのKさん。

あまりのショックで食事もノドを通らなくなり、有給を取って休むことにしました。

いっそ転職もと考えますが、40代に入り、すでに微妙な年齢。マンションのローンに加え、私立の中学に通う長男の学費もあります。看護師をしている妻の給料と合わせても、都内での生活はカツカツといったところでした。

自暴自棄になったKさん、休んだ日は朝からお酒を飲んでつらさを忘れようとしていました。

そんな中、ふと、もともと自分が「国際的な仕事」にあこがれていたことを思い出したのです。

現在の会社に転職したのも、海外事業部を有し、全世界に拠点があることに魅力を感じていたことが理由にあります。

しかし、高校時代に英語の点数が伸び悩み、結局英語の配点が高くない理系の学科に進学してからというもの、ずっと英語に苦手意識がありました。

だから社会人になっても、海外事業部なんて自分には縁がない、夢みたいな話だとあきらめていました。

それに興味があるとはいえ、これまで海外といえば家族旅行でグアムとハワイに行っただけ。海外で働くという選択肢は完全に頭の中から消えていました。

しかし、よく考えてみると、苦手だからと敬遠していた英語も目標を持って取り組んだところ、目標をクリアすることだってできたわけです。

経験がない、とか苦手だから、とあきらめるのはなんだかもったいない気がしてきました。

そこで思い切って家族にも相談してみました。

反対されるかと思ったら、妻も長男も乗り気で、「応援するから挑戦してみたら」と背中を押してくれました。

長男にいたっては、「いま通っている学校の分校や姉妹校が海外にあり、単位交換制度もあるから、お父さんが行かないなら、自分だけでもぜひ行ってみたい」とのこと。

これでKさんの心も決まりました。

来春の昇進試験では、希望部署のヒアリングも同時に行なわれるため、「海外事業部」を第一希望として出してみることに決めたそうです。

6 1カ月の自宅療養で「忘れかけていた夢」がムクムク……

（M男さん・29歳）

今年29歳になるM男さんは、工業高校を卒業後、電子部品の会社に就職して勤続10年。工場のライン管理をしています。

M男さんには2人の上司がいます。

直属の上司は「昭和のオヤジ」タイプ。ちょっとしたミスでも怒声が飛んできます。その上の上司は、「おとなしすぎる人」。直属の上司への対応の仕方を相談しても「なしのつぶて」で、毎回徒労感しかなく、いつしか相談もしなくなったのだそう。

また、上層部へ相談するたびに直属の上司の自分への当たり方がますますキツくなっていきました。そのような中、「また上司から怒鳴られるんじゃないか」と不安や恐怖感が募っていきました。

それでも**真面目なM男さんは、直属の上司の言う通りに仕事をしようと必死で頑張りつづけていたのです。**

ところが、1カ月ほど前から食欲がなくなり、1日1食を摂るのがやっとになりました。さらに追い討ちをかけるかのように、それまでは夜勤明けだと帰宅してすぐに眠れていたのが、床に就《つ》いても2、3時間寝返りをうち続け、「七転八倒」の末にやっと浅い睡眠が取れる程度。とうとう「もう限界です」と、精神科を受診し、うつ病と診断されました。

そして1カ月の自宅療養をしていたM男さん。ある日、ふと目にしたネット記事に呆然《ぼうぜん》とします。

中部地方の会社に勤務する工業高校卒業の男性が、会社のサポートで通信制大学に通い、経営学を学んでいる、というものでした。

記事には「勉強は楽しくて苦にならない」というキャプションとともに、教科書を手にして笑顔を向ける写真が載っていました。

この記事を目にしてM男さんの中の「常識」が吹っ飛びました。

実はM男さん、中学生の頃から教師という職業にあこがれを抱いていました。

当時、いじめを受けていたのですが、学年主任の先生だけがM男さんのことをかばい、心の悩みを聞いてくれていました。その時から「こんな先生になりたい」とひそかに思っていたのです。

そんなM男さん、中学時代は勉強が楽しいと思えず、欠席も多いため、成績がふるわなかったのだそう。このため、普通科への進学はあきらめ工業高校へ入学。

高校では一転して勉強が楽しくなり、成績もよかったのですが、担任からは「工業高校からの大学進学なんて夢ものがたり」と言われ、卒業後はすすめられるままに地元の電子部品の会社に就職。

真面目なM男さんは、これまでずっと先生や上司の言う通りにきっちりやることが人生で一番大事なことだと思っていました。

しかし、病気をきっかけに、「誰のための何のための人生なのか」と向き合うことになり、

「一度だけの人生だから、やりたいと思ってやれていなかったことを片っ端からやろう」

と、自然に思えるようになったのだそうです。

そして決意したのは、通信制大学で教員資格を目指すこと。

仕事復帰後は、睡眠・覚醒リズムを整えるために日勤だけのシフトにしてもらい、帰宅後や休みの日を大学の勉強に充《あ》てることにしました。

「いままでは仕事ばっかりで他に何も考えられなかったけど、休んでみてはじめてわかったんです。実は中学の英語教諭になりたいのです」

と、最後の診察で目を輝かせていたのが印象的でした。

世界には面白いものがあふれている――生徒たちと一緒に英語を学んで、いつか直接外国の人たちと話をするのが夢なのだそう。

走りつづけていると、文字通り脇見をする機会がありません。

ふと立ち止まると、そこには自分が忘れかけていた夢が転がっているのかもしれませんね。

7章

開き直っているんじゃなくて、立ち直っているのです

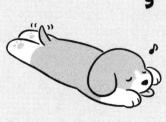

1 落ち込んだってかまわない

私は「へこたれない」という言葉が大好きです。

それは、「落ち込みからいかに立ち直り、しぶとく生きつづけるか」みたいな総合科学であり、何やら前衛芸術的なエネルギーさえ感じます。

「へこたれない」ためのファーストステップは、**落ち込むべき状況になったらとことん落ち込む「落ち込み力」をつけるということ。**

「落ち込み力」なんていう力があるなんて、聞いたことがないかもしれません。

ちょっと思い浮かべてください。

気持ちよく海水浴をしていて、急に足が立たないように深くなっていることに気づいたときのこと。泳ぎが得意でなく、浮き輪をつけていなかったりしたら、ちょっとパニックになってしまいますね。そんなとき、「溺《おぼ》れる！」とバタバタして、かえって体が沈んでしまった恐怖は忘れられません。ところが、少し沈むと、自然に浮き上がってきたりしませんか。

この現象が、物理学でいう「浮力の原理」です。

物理学の法則では、いったん沈みかけたら、地球の重力によって沈むべきポイントまで沈まないと「浮力」が効いてきません。重力と浮力がイーブンである地点まで沈めば、放っておいても浮力で自然に浮かび上がるのです。

気持ちの「落ち込み」も、海で溺れている状態だと考えてみたらいかがでしょうか。**落ち込みが苦しいのは、沈んでいく恐怖に抵抗しているから。**落ち込みの苦しさから解放されたければ、落ち込んだ後に必ずやってくる、浮き上がりのエネルギーが表われてくるまで、その気持ちにゆだねて沈んでいればそれでいい、というだけのこと。

「浮き上がる力」を手に入れる

沈んでいく状態から立ち直るには、「浮力」が必要なのです。

人間の感情もこれと同じです。高く飛び上がるにはまず、深くもぐることが必要です。落ち込みとは、この「もぐる動作を極める」ことにほかなりません。

どんなことかというと、「重力に逆らわず、しっかり落ち込む」ということ。落ち込みを「行《ぎょう》」だと思って全身全霊やってみるくらいでいいのです。

そういうふうにいうと、なんだか落ち込んでいる人を突き放しているようで冷たいと言われることもあるのですが、そうではありません。

むしろ、まわりが心配して、せっかくの落ち込みの底までもぐる作業を妨《さまた》げることは、いうなれば再び浮上してくるのを邪魔することにもなりかねないのです。

海の話ばかりになりますが、素《す》もぐりでアワビやサザエなどを取ってくる「海《あ》女《ま》さん」がいますよね。美しく豊かな海底まで彼女たち自身がもぐらなければ、それらを取ってくることはできません。

もしも、危険を伴うからといって、「そんなに深くもぐっちゃダメ」と周囲が止めたら、海の宝物たちが眠っている場所まで到達できません。

何の因果《いんが》かは知るよしもないかもしれませんが、**縁あってせっかく落ち込む体験の中にいるのです。そこでどんなことを感じるのか、また浮上するプロセスでどんなものが見えるのか、そして登り切ったところにどんな視界が開けるのか、一度体験し尽くしてみようとしてみたらどうですか。**失敗＝不幸、成功＝幸せとは限らないし、落ち込んでいるから不幸とも限らない、からです。

中国の哲学でも、同じことがいわれています。「陰《いん》」と「陽《よう》」という言葉を聞いたことがありませんか。

「ネガティブ」と「ポジティブ」ともいえるし、「落ち込み」という下向きのベクトルと「浮上」という上向きのベクトルがあるとしたら、これらの相反する性質は、どんな状況でも必ずバランスを取ろうとすることになっています。

「落ち込み力」が「陰」だとすると、立ち直って「浮上する力」は「陽」です。「陰」の力が大きくなって行き着くところまで行くと、今度は必ず「陽」に転じるしくみがあるのです。「陰」の世界を旅し終わって、「陽」の場所に戻ってきたら、意外にもひと回り成長した自分に出会えるのです。

2 たくさん失敗してもいい

私は以前、ユダヤの教えといえば、

「転んでも手を出さない、自分で立ち上がれ」

といったような、子どもや弱いものを突き放す過酷なイメージを持っていましたが、本当はそうではないようです。

本来のユダヤ式教育とは、

「転んでもいいし、つまずいてもいい」

「転んでも立ち直ればいい」

なのだそうです。


その上で、失敗や痛みと向き合う中で自分なりの学びを得ることこそが大切であると家庭や社会で教えるのだとか。

そのことを知って、日本の常識だけで世界は回っていないのだと、目からウロコが落ちた経験があります。

失敗は毎日起こることなので、すべてを予防したり排除したりすることはできません。

逆に失敗は生活の一部であり、人生のプロセスなんだとわかると、むやみに怖がることもなくなります。

私たちは、「成功すること」がデフォルト、つまり標準という「減点式社会」に生きています。

そして、「失敗しないように」「これ以上点数を引かれないように」細心の注意を払って日々を過ごすため、常に有形無形の緊張感があります。そして、このような社会で育つと、一度でも失敗したらもはや再起不能であるかのようなイメージが植え付けられてしまいます。

ところが、ユダヤ式では失敗を歓迎し、尊敬する文化があるのだといいます。

「フッパー精神」でいけば何も怖くない

ヘブライ語で「フツパー」とは、図々しい、厚かましい、NOといわれても気にしない、度胸がある、などの意味があります。

「フッパー精神」とは、まわりに何を言われても気にしない、大胆にチャレンジするということで、これが「思いついたらとにかくやってみよう」という、ベンチャー的思考につながっているようです。

このためイスラエルは、国民の1400人に1人が起業するという世界有数の起業大国なんだそうです。

驚くことに、イスラエルの会社では仕事で失敗すると昇進させるのだそうです。失敗するリスクを犯してチャレンジしたことが評価される。失敗という経験を生かして次は成功するだろうと、失敗した人を尊敬し信頼する気風があり、これが起業を後押しする文化にもなっているのだというのです。

日本では「失敗イコール負け」であり、失敗した責任をとるために降格や左遷《させん》を余儀なくされたり、自分のほうがいたたまれなくなって会社を辞めたりせざるを得ない空気があります。

最近は個人事業主として独立する人も増えてきましたが、まだまだ大企業や公務員など安定した職に就きたい信仰が強いのは、潜在意識に「失敗するのが怖い」という観念が染みついているからかもしれません。

失敗したらまたチャレンジすればいい。
セカンドチャンスは、見つければそこに転がっている。
ないなら自分たちで作ればいい。

日本の社会にそんな未来が待っているとしたら、やってくる明日にワクワクしませんか？

「たくさん失敗したっていい」
その勇気を、私たちから始めていきたいですね。

3 逃げてもいい

困難な出来事に直面した時、あなたならどうしようと思いますか？
次に４つの選択肢があります。どれが正解でしょうか？

①正面から立ち向かう
②応援を求める
③何もしない
④逃げる

ここで「兵法」という考え方をご紹介したいと思います。
ここまでにも登場しましたが、中国の古典として有名な『孫子の兵法』という

書物によると、どれが正解になるかは、

あなたがどういう状況に置かれているかで決まる

ということです。

どういうことかというと、

余裕で勝てる、勝算が大きいものであれば立ち向かってもいい。

周囲に味方、援軍がいれば応援を求めるのも正解。

困難があっても何もしないでよければ、何もアクションを起こさなくていい

（さわらぬ神にたたりなし！）。

そして、その環境が生命の危険やあなたの尊厳を脅《おびや》かすものなら逃げる。

というのが正解だというのです。

ここで出てくるキーワードが「尊厳」です。

どうやら中国と日本とで「尊厳」に対する考え方が違うようなのです。

兵法や戦略などというと、日本人の私たちは、『葉隠《はがくれ》』の思想や武士道といったものをイメージすることもあるでしょう。

武士《もののふ》たるもの、男子たるもの、強くあれ
正々堂々戦い、潔く散る

そこに美しさやあこがれを感じる人も少なくないはずです。現にこういった兵法を経営やマネジメントに応用することをテーマに書かれた本もたくさん出版されています。

ここで厄介なのは、逃げるのは臆病者や卑怯者《ひきょうもの》だ、名誉や誇りを守ることこそが尊厳だという考え方です。

これは日頃、意識していなくても、私たち日本人の精神の奥深くに根づいている、ある種の「遺伝暗号」みたいなものなのかもしれません。

これとは対照的に、中国は徹底した現実主義であり、**まずは自分の命を守ることが尊厳です。それらを守るためには、たとえ臆病者や卑怯者と非難されても、逃げる道を選びます。**

どちらが正しいとか、どちらが優れているか、ということではありません。

このように国や文化や歴史も違えば、「何が一番大切と感じるか」も変わってくるということなのです。

いま、私たちが当たり前だと思っている考え方でも、ちょっと違う目で見てみてもいいのでは、ということです。

「逃げ恥」は確かに役に立つ

私たちは毎日生きていく中で、何かとたたかっているようです。

先に取り上げた「兵法」の本は、実際の戦闘に勝つための術としてとらえるだけでなく、私たちの日々の「たたかい」に役立つヒントがたくさん書かれているのです。

中国には兵法書のバイブル『孫子』もあれば、一般の人々の間で語りつがれてきた兵法をまとめた『兵法三十六計』という本もあります。

『孫子』が体系化された中国の伝統医学「漢方」のようなものだとすると、『兵法三十六計』は「民間療法」みたいなもので、長年蓄積された、おばあちゃんの知恵袋的なものでもあります。中には、「美人の計」みたいなもの（笑）もあります。

その一番最後の最後を飾る、大トリというべき兵法、つまり兵法において一番大切なことが36番目に書かれています。

それが、「逃げること」なのです。

兵法のもっとも重要なもの、最終手段が「逃げる」ことなんですね。

ちょっと前、『逃げるは恥だが役に立つ』というテレビドラマがヒットし、「逃げ恥」という言葉が社会現象にもなりました。

そこから逃げたっていい
そんな自分は決して恥ではない
だって逃げるのは、自分の命を守るためだけでなく、
まだ見ぬ新天地で自分が役に立つためなのかもしれないから

そんなふうに、自分の命を第一に、大切に扱うこと、そして誰もが「逃げる」ことに優しい社会になれば、私たち一人ひとりがもっと輝けるのだ、と私は信じていますが、いかがでしょうか。

4 自分のそのままでいい

あなたはこれまでの人生で、誰かから「それって変だよ」とか「みんなはそんなふうにしないよ」などと言われたことがありますか？

あなたが決して間違っているわけではなくても、第三者から見て、あなたの考え方が少しでも個性的でユニークだったり、前例がないようなやり方だったりすると、相手は深く考えずにそんな言葉を発することもあるものです。

しかし、社会的同調圧力の中で生きる私たちは、自分の至らないところ、改善すべき点を指摘されたと感じてしまいます。

真面目な人ほど、
「なんとか自分の悪いところを直さなくちゃ」
と躍起《やっき》になってしまうことも。

すると、知らず知らずのうちに、どんどん自己否定モードになってしまい、あなたらしさが消えていってしまうのです。

2500年前から読みつがれている本に、こんなことが書かれています。

「みんながくだらないといって見向きもしないようなものでも、自分はどう思うのかを基準にしっかり本質を見届けなさい。反対にみんなが素晴らしいともてはやすものであっても、自分はどう感じるのか、その気持ちに寄り添ってその真偽を観察しなさい」

これは昔、中国で、温かな眼差しで自分や他者のこころ、社会を見つめ、思いやりを持って生きることを説いた人、孔子やその弟子の言葉を記した『論語』の一節です。

周囲が価値がないと決めつけているものでも、自分にとっては大切なものもあります。

逆にみんなが注目していたり、流行しているようなものや、有名だから、インフルエンサーがすすめているからと世間的にはいいものであっても、自分にとっては興味や関心がないものだってあるでしょう。

多数派の意見が正しいとは限りません。まずは自分の目と心で確かめなさい、ということだと思います。

あなたにとっての「沼活」は？

話は変わって、私には一風変わった趣味があります。

それが「沼活《ぬまかつ》」。

「○○にはまる」という意味で使われる「沼」でなく、正真正銘《しょうしんしょうめい》（？）の水がたくさん溜まっている「沼」です。よく、まわりからは「何じゃそれ!?」と言われるのですが、全然気にしません（笑）。

そこにあることがわかると、どうしても行ってみたくなってしまう不思議な魅力が沼にはある（と思っている）のです。一定期間、沼に行かないとムズムズするというか、気持ち悪くなるというレベルなので、むしろ「沼中毒」といったところでしょうか（笑）。

池でも湖でもなく、沼にしかない魅力をひと言で言うと、「ミステリー」です。私が沼に対して関心を持つきっかけとなったのは、『なしとりきょうだい』という絵本。

あらすじは、こんな感じです。

病気の母親が食べたいという「やまなし」という梨を、3人兄弟が順番に、山へ採《と》りに行きます。山に入ると、「やまなし」の木に至るいくつもの分かれ道があります。

そこでは、笹の葉やカラスが、

「いけっちゃかさかさ」

「いくなっちゃかさかさ」

「いけっちゃトントントン」

「いくなっちゃトントントン」


などと、サインを送ってくれるのです。

ところが、長男と次男はそれらを無視して強引に道を進み、沼の主《ぬし》に飲み込まれてしまいます。

そして長男や次男がいつまで待っても戻らないので、最後に末っ子が山へ入ることになります。

この末っ子くん、長男や次男とは違い、「かすかな音」にも耳を傾けることができました。

賢く勇敢な末っ子は、笹の葉やカラスの声をちゃんと聞き分け、無事に「やまなし」をゲットするのです。

そして最後には、沼の主とも勇敢に戦って長男と次男を救い出し、兄弟そろって家に帰り、「やまなし」を口にした母親も元気になりました。

めでたし、めでたし。

私たちもぜひ、この末っ子くんのように「小さな心の声」をよすがに、自分の選んだ道をずんずん、と進んでいきましょう。

5 ただ起き上がるだけでいい

日本を代表するサッカー選手・指導者で実業家の本田圭佑《けいすけ》さん。

いいサッカー選手を生み出すために必要なのは何なのか？　をずっと考えてこられたのだそうです。

そして長年考えつづけた末、導き出した答えは、「環境」でした。そして、その「環境」という言葉の意味するところが実に興味深いものなのです。

たとえば、ブラジルやアルゼンチンなどのサッカー大国は、プロ選手はもちろんのこと、都会でも田舎《いなか》でも、空き地でも道端でも、子どもたちから大人までサッカーをプレーする層が厚いのは容易に想像がつきますよね。

このように、草サッカーも含めたサッカー人口が圧倒的に多いというのが一つ目の「環境」です。

一方で、BRICSという2000年代以降に著しい経済発展を遂げた5カ国に含まれるブラジルは、経済的には先進国ではなく中堅レベルであり、貧富の格差が日本以上にあるという制限がかかった環境に人々は生きています。中には学校に行くことや日々の食事にも事欠くような厳しい環境に置かれている人々の存在もあります。

そのような中、国民的英雄でもあり、豊かで華やかな生活を約束される有名なプロのサッカー選手になるため、多くの人が頂点を目指して熾烈な競争をしています。才能だけでなく、人一倍どころか人の3倍も4倍も練習しなければ頭角を現わすことはできませんし、激しいトレーニングで致命的なケガをしてしまえばプレーできなくなるという危機感も日本以上に強いのです。

こういう一見、ネガティブな要因も大事な「環境」です。

また、ラテン気質なのか、失敗に対しておおらかさもあります。ミスした選手本人も気にしないし、チームメイトも1回の失点にこだわるよりも、プレーそのものを心から楽しむゆとりがあるのだといいます。

そしてこれが一番大事な「環境」なのだそうです。

失敗したら「ガッツポーズ」を

自分自身も海外の有名チームに在籍し、世界レベルのサッカーを文字通り体で感じてきた本田さん。その後、カンボジア代表の監督に就任します。

そして、カンボジアにも日本同様に失敗に対してネガティブな文化があることに気がつきました。一度ミスをしてしまうと、ネガティブな思いを後々まで引きずってしまい、パフォーマンスがさらに落ちて、さらにミスを連発することにもつながっていました。

そこで、プレーに失敗するたびに、毎回ガッツポーズを取るようにしたのです。こうすることで、「マイナス100」を正反対の「プラス100」まで振り切ります。すると、心の目盛りは自然にリセットされ、バランスがもどるのだそう。

失敗には落ち込みがつきものですが、こうすることで、失敗がポジティブへと自然に生まれかわる「環境」作りをしていきました。それがだんだんと**「失敗をクヨクヨと気にせず、ただ立ち直ればいい」**文化に育っていったのです。

人間には生存本能があります。

失敗した時、脳は「生き延びる確率が相対的に減った」と感じるしくみを持っています。だから「失敗したくない」は「生き延びたい」とお団子みたいに互いにくっついている本能なのです。

それでも日々さまざまな種類の失敗が、いろいろな局面で起こってきます。だから、「どうやったら失敗しないか」とか、「どうやって失敗した分を取り戻すか」ばかり考えて貴重な時間と「脳力」を消費するのではなく、機械的に向こう側に一度振り切ってリセットする本田圭佑監督の方式が一番早いのです。

このことを「立ち直る」といいます。つまり、どうして失敗したのかを考えてクヨクヨしたり、どうやって失敗から立ち直るかあれこれ悩むのではなく、「ただ立ち直るだけ」でいい、ということなのです。

6 三日続けばたいしたもの

日本人は努力が大好きです。黙々と継続し、コツコツと手堅く積み上げていくことができたら、自信にもつながりますよね。

一方で、来る日も来る日も同じことをつづけていくのには困難さもあります。

結局、挫折してしまい、

自分は意志が弱い
中途半端だ
何をやっても長つづきしない

などと、自分を責めたり、誰かから非難された経験はありませんか？

でも、**実をいうと、「つづかない」のではなく、本心では「つづけなくてもいい」と感じている何らかの自分なりの理由があるものです。**

本当はそのことをしたりつづけなくてもいいのに、まわりがやっているから、話題になっているからと自分も始めただけかもしれませんし、親や学校の先生から半《なか》ば強制的にやらされていることなのかもしれません。

もしかすると、より新しいものを敏感にキャッチする力が強いのかもしれませんし、好奇心が旺盛だからなのかもしれません。自分にとってすでに古くなったものよりも、新しいものをやってみたい気持ちが強いのは心が健康な証拠です。

だから、「自分の意志が弱いためにつづけられなかった」と思う必要はまったくありません。

ひょっとすると、むしろこんな方も多いのではないでしょうか？

忙しい毎日で、心はボロボロ、体はクタクタ。だから始めてみたものの、つづける気力がない——。

そんなあなたでも大丈夫。いまできることを、できる範囲でそのままやってください。つづけられないことを悩まなくてもいいのです。

場合によっては、きっぱりやめてもかまいません。

イヤなのに「やらなければ」とか「やり始めたのだからつづけなければ」と自分に強制するのは、自己虐待《ぎゃくたい》だからです。

または、こんなケースもあるかもしれません。

そもそも何もやる気がしない。何も始められずに引きこもりのまま――。

それでも大丈夫です。引きこもりをつづけているのも、持続力がなければできないことです。何も心配せず、「いま」に集中してください。

「一貫性がないこと」が一貫していてすばらしい

ところで、私には尊敬する先輩医師がいます。自分に正直で、自分を飾らない。自然体がとても素敵なのです。

その先輩医師が言うには、

「三日坊主が三日以上つづいているし、一貫性がないことが一貫している」のだそう（笑）。でもこれ、私は真理だと思います。まわりからは見えていないだけで、本当はつづいていることだってあると思います。

さっきまで聞こえていたメロディーがとぎれてしまったような場合でも、低音部だけが、とぎれとぎれながらも、かすかに保っている旋律なのかもしれません。

本人にとって、さまざまな理由で小休止しているだけ、ということもあります。

たとえ自分自身で飽きてしまったり、何らかの理由でつづけられなくなった、もうやめたということであっても、恥ずかしいことは一つもありません。

まして、第三者から責められるなんてお門違《かどちが》いです。

どうか、自分の中にある「本当はこうしたい」を優先し、大事に守り、育てていってください。**つづけられるかどうかにかかわらず、「いま、こうしたい」と感じているそれこそがあなたの宝です。**誰が何と言おうと、あなたが大切だと思っているものより大事なものなんて、この世にはないのですから。

7 だらしないところがあってもいい

ウェブが発達し、さまざまな媒体から大量の情報がもたらされる現代。

情報は好むと好まざるとにかかわらず、向こう側から休みなくやってきます。

そんな時代だからこそ、どんな本が売れているかで世相がわかるといいます。

本屋さんにいくと、魅力的なタイトルの本がところ狭しと並んでいます。

まず、断捨離や片づけ本。安定的に売れ行きは好調なのだそう。近藤麻理恵（こんまり）さんの『人生がときめく片づけの魔法』は世界中で大人気で、総計一千万部を超えるベストセラーになっています。

美しく整理整頓された環境は何よりも心地いいし、その環境を自分が作ったとしたら最高の充実感や達成感があるのは事実です。

次にダイエットや食事、トレーニングに関する本。

インスタやYou TubeなどのSNSでも、スリムできれいになった人などがさまざまな減量法や食事のレシピなどを紹介しています。筋トレなどやボディメイキングのメソッドなども人気です。

タイムマネジメントというジャンルのものもあります。

睡眠時間の効果的な取り方や、すきま時間での資格の勉強やスキルアップの仕方などが書かれています。社会人ともなれば、一度くらいは手に取ったことがあることでしょう。

このような本を読むと、**「自分もやらなければいけない」「頑張らなくてはならない」という気持ちになる**一方で、

・掃除は面倒で嫌い
・整理整頓ができない
・片づけは苦手ですぐに部屋が散らかってしまう

・自分もあんなふうにやせて美しくなりたいけど、疲れが溜まっていて、実際に行動に移せない
・ストレスやプレッシャーで甘いものやスナック菓子につい手が伸びてしまう
・過食気味で体重計に乗るのも怖い
・運動はきつくてつらいからやりたくない
・夜遅くまで動画を見てしまう
・休みの日もダラダラとベッドの中で過ごしてしまう

などと、本に書いてあることを**きちんとできない自分はダメだと感じてしまったことはありませんか？**

そして、そんな自分にイヤ気がさしたりしていませんか？

私たちは「ウルトラスーパーメガ級」に忙しいのだから

でも、「いつでも、きちんと日常生活を送らなければならない」と力んでいた

ら、疲れてしまいます。たとえ部屋が散らかっていても、それで命を取られるようなことはありません。

居心地が悪くなったら掃除すればいいし、ものが多すぎると感じた時に少しだけいらないものを仕分けして処分していければいい。

自分ひとりでやるのが難しければ、たまにはプロの掃除や回収業者の手を借りてもいいでしょう。

おやつを食べ過ぎた日があれば、次の日の間食はお休みにしてみる。

自分のお腹と対話をするように、腹八分目を意識して食べる。

運動不足を感じたら、今日だけはエレベーターを使わず階段を昇ってみる。

時折、仕事の手を止めて、両肩を回したり、うーんとノビをする。

……。

本に書いてある通りの、きっちりでなくてかまいません。

「これっぽっちでいいの？」と拍子抜けしちゃうくらいの、自分の気が向いた時に、無理なくできることだけでいいのです。

だってね、私たち、それでなくても十分忙しいし、疲れている中、自分なりに懸命に頑張っているじゃないですか。

価値観が多様化、複雑化し、ものごとが時々刻々変化する激動の現代。意識せずとも、脳も心も「ウルトラスーパーメガ級」に忙しいのです。

そのために、本来私たちが目指していた健康で幸せな生活っていったい何なのかがわからなくなっています。

誕生して数十万年ともいわれる私たち人類。

実は、お腹いっぱい食べられるようになったのは、つい、この100年弱なのだそう。そしてきっと「食べる」の先にあるのは、「生きていきたい」という純粋な思いだったはずなのです。

だから、**まずはしっかり食べましょう。**

そしてしっかり寝てみましょう。誰が何と言おうと、たとえ「長すぎる」と言われても、自分が満足するまで、思う存分休めばいいのです。

その先には、自分なりの安らぎや幸せがちゃんと待っているはずですから。

おわりに

本書では、「へこたれない」自分になるためのヒントを、私自身がこれまで経験してきた事例などを通してご紹介してきました。

「ちょっとくらいカッコ悪くても、とにかく生き延びる」
「勝ち目のない戦いはしない」
「人生には逃げるが勝ちの時もある」

そんな当たり前すぎて簡単だけど、真面目な人ほど実践が難しい考え方、生き方をどうしたらできるようになるのか。
読み進めていくうちに、ちょっと楽しくなってきて、そんな自分がちょっとかわいく思えてきたりして、
「いろいろ困ったこともあるけれど、ま、今日はいいか」
なんて気持ちになっているとしたら、それが正解なのだと思います。

悩みや問題に行き当たると、人はそれを克服しようとしたり、それができないと今度はどんな手段を使ってでも、「できない自分」を矯正《きょうせい》したり治したりしたくなるクセがあります。

精神科医は、日々そんな思いで心が砕《くだ》けそうになりながら真剣に人生に向かい合っている方々と出会い、ひとときの時空間を共有する仕事をしています。

医者というと、どうしても病気を治すイメージがありますが、こと精神科医と

いうのは治すのではなく、目の前の人の中に「よく生きたい、自分という存在を通してこの世を体験し尽くしたい」という思いのありかを一緒に探す役割なのだと思っています。

私の尊敬する精神科医、故・中井久夫先生がこんな言葉を残されています。

「医者ができる最大の処方は、希望である」

本書を読んで、お一人おひとりの中に、静かだけれども力強く芽生えた希望の火種が、ゆっくり、じっくり育っていくことを心から願っています。

最後までおつき合いくださり、本当にありがとうございました。

また、どこかでお目にかかれることを楽しみにしています。

本橋　京子

本書は、本文庫のために書き下ろされたものです。

「もう、いやだ！」と思《おも》った時《とき》の
こころの立《た》て直《なお》し方《かた》

著者　本橋京子（もとはし・きょうこ）
発行者　押鐘太陽
発行所　株式会社三笠書房
〒102-0072 東京都千代田区飯田橋3-3-1
電話　03-5226-5734（営業部）03-5226-5731（編集部）
https://www.mikasashobo.co.jp
印刷　誠宏印刷
製本　ナショナル製本

ISBN978-4-8379-3075-4 C0130

王様文庫

王様文庫

いちいち気にしない心が手に入る本

内藤誼人

対人心理学のスペシャリストが教える「何があっても受け流せる」心理学。◎「マイナスの感情」をはびこらせない　◎〝胸を張る〟だけで、こんなに変わる　◎「自分だって捨てたもんじゃない」と思うコツ……etc.「心を変える」方法をマスターできる本！

「運のいい人」は手放すのがうまい

大木ゆきの

こだわりを上手に手放してスパーンと開運していくコツを「宇宙におまかせナビゲーター」が伝授！　◎心がときめいた瞬間、宇宙から幸運が流れ込む　◎「思い切って動く」とエネルギーが好循環……心から楽しいことをするだけで、想像以上のミラクルがやってくる！

気くばりがうまい人のものの言い方

山﨑武也

「ちょっとした言葉の違い」を人は敏感に感じとる。だから……　◎自分のことは「過小評価」、相手のことは「過大評価」　◎「ためになる話」に「ほっとする話」をブレンドする　◎「なるほど」と「さすが」の大きな役割　◎「ノーコメント」でさえ心の中がわかる

K30647